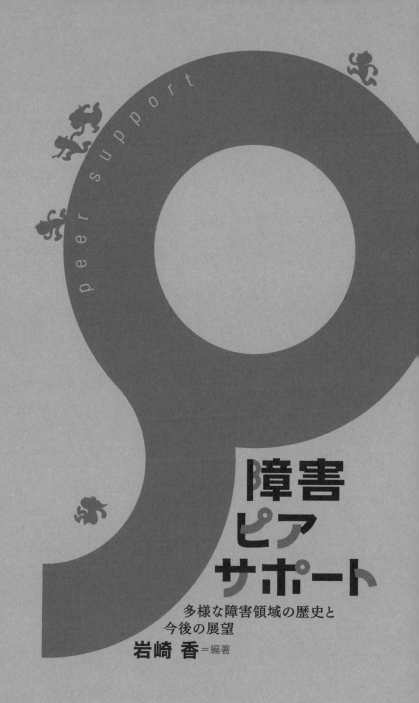

peer support

障害ピアサポート

多様な障害領域の歴史と
今後の展望

岩崎 香＝編著

中央法規

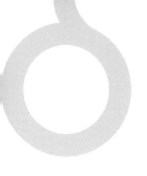

はじめに

　2017(平成29)年7月と8月に厚生労働省科学研究「障害者ピアサポートの専門性を高めるための研修に関する研究」の一環として，障害ピアサポートの基礎研修を札幌と東京で開催した。これまでにも実に様々なピアサポートにかかわる研修が実施されてきたのだろうと思うが，このように，多様な障害領域の当事者と支援者が参加する研修は日本で初めてだったのではないか。精神障害を中心に身体障害，知的障害，発達障害，高次脳機能障害のある人，難病の人を含め70名が研修に参加し，専門職も22名が参加してくれた。

　法律は一足先に一元化されたが，福祉サービスの現場では，共通点よりもまだそれぞれの障害の違いに目が奪われているというのが現状のように思う。しかし，基礎研修では，ピアサポートに興味関心をもって集まってくださったということもあるのか，グループごとに会話の花が咲き，なんともいえない穏やかな雰囲気が醸し出されていた。もちろん，周到な準備はしてきたものの，研修を主催する私たちにとっても初めての経験で，安堵するとともに，大きな感動を味わった。

　参加者からは「異なる障害領域の障害当事者と話し合うことによって，これまで知らなかったことを知ることができた」「同じ立場にある同じ経験をした仲間だからこそ理解し合えるという点に，とても力づけられた」といった感想をいただいた。専門職の参加者からも「ピアの存在意義は支援者サイドからすれば『あったほうがいい』という程度の誤認識が多いが，当事者からすれば切実な必要性があると感じた」といったコメントが寄せられ，ピアサポートの必要性を再確認したのである。しか

しながら，まだまだ多くの専門職が，その有効性を十分に理解し，活用するといった立ち位置には立っていただけてないのも現実である。

　2018（平成30）年4月，筆者がかかわっている法人で，15年勤続してきた障害のある当事者がようやく正規職員として迎えることができた。その人は筆者が病院時代からサポートしてきたので，20年来の付き合いということになる。思い返せば，長い道のりで，途中，障害者自立支援法（現：障害者総合支援法）が制定され，就労継続支援A型事業所の利用者となった期間も8年あった。個人情報を当事者スタッフが見ることで，秘密が守れるのかと危惧をもたれたり，権利ばかり主張して仕事ができないと評価されたり，山あり谷ありの15年だった。現在，その法人には，彼のほかにも非常勤職員として働いている人や，地域移行支援事業でピアサポーターとしてかかわってくれている人がいるが，いまや，全国各地に職員として働いている，あるいは雇用契約は結んでいないけれど有償で働いている障害のある当事者の人たちがいる。医療や保健福祉の分野で，今後ピアサポーターとして働いてみたいと考えている人も多くいるのではないか。その人たちの雇用や生活を保障していくために，それぞれが自身の経験を深化させ，専門性を磨くことはもちろん必要である。しかし，それだけでは職を得て勤め続けることは難しいのではないか。経営者をはじめ，周囲にいる職員が，経験を活かして働くことができる環境をどれだけ準備できるのかということも，大きなカギになると思う。

　本書を企画したのは，専門家と呼ばれている人たちに，もっとピアサポートの活用について，理解してもらいたいという気持ちからである。多様な障害領域でピアサポートについて取り組まれてきたこと，そして，いま取り組まれていることを知ってもらいたいと思った。そして，医療や福祉の現場で働きたいと思っている当事者の方たちに，勇気や希望をもってもらいたいと思っている。

　福祉人材の不足が叫ばれる中，安上がりな人材としてではなく，経験を活かして働く有用な人的資源としてピアサポートの活用が進んでいく

ためには，まだまだ多くの障壁を越えていかなければならない。この本が，障害領域にかかわるみなさんが一緒にその壁を越えていく，そんな一歩になれれば幸いである。

2018（平成30）年12月

早稲田大学　岩崎 香

もくじ

はじめに —001

1 ピアサポートとは何か —007

2 ピアサポートをめぐる海外の状況 —017

3 日本における多様な障害領域におけるピアサポートの歴史と現状 —029

(1) 身体障害領域におけるピアサポートの歴史と現状 —029
(2) 知的障害領域におけるピアサポートの歴史と現状 —039
(3) 精神障害領域におけるピアサポートの歴史と現状 —049
　❶ 日本の精神障害ピアサポートの歴史 —049
　❷ 精神障害領域におけるピアサポーター養成 —058
(4) 難病領域におけるピアサポートの歴史と現状 —065
(5) 高次脳機能障害領域におけるピアサポートの現状 —076
(6) ひきこもりなどのピアサポートの現状 —085

4 ピアサポーターの養成と活用の現状 —097

(1) ピアサポーターの養成 —097
(2) ピアサポーターの活用 —105

5 障害領域を貫くピアサポートの専門性と有効性——119

（1）ピアサポートの専門性——119
（2）データで読み解くピアサポートの現状と有効性——130

6 ピアサポーターの多職種連携と協働——143

7 ピアサポート活用事例——157

（1）福祉サービス事業所におけるピアサポートの活用——157
　❶ 地域移行におけるピアサポートの活用——157
　❷ 相談支援におけるピアポートの活用——168
　❸ 就労支援におけるピアサポートの活用——178
（2）医療機関等におけるピアサポートの活用——185
　❶ 精神科医療機関におけるピアサポートの活用——185
　❷ 難病相談支援センターにおけるピアサポートの活用——190
（3）当事者が設立し，専門職を雇用している事例——199
　❶ 自立生活センターにおけるピアサポートの活用——199
　❷ 市民活動におけるピアサポートの活用——207
（4）地域における多様な障害ピアサポートの活用——215

8 今後の展望と課題——227

（1）ピアサポートの活用が促進されるために——227
（2）多様性を許容する社会とピアサポートの今後——233

おわりに——237
編者紹介・執筆者一覧——242

1 ピアサポートとは何か

「ピア」「ピアサポート」とは

　ピアカウンセリング，ピアスタッフ，ピアサポーターなど，近年，障害に関する支援の現場においても，「ピア」への注目が高まっている。ピア(peer)とは，同じような立場や境遇，経験等を共にする人たちを表す言葉で，日本語では，「仲間」や「同輩」などと訳されることが多い。語源は，等しい・似たという意味をもつラテン語(par)に由来し，何かしらの「共通項」や「対等さ」をもつ関係性の総称である。ピアという言葉自体は，障害や疾患のことに限らず，人と人とが様々な共通項をつながりとして生まれうる関係性でもある。それは，現在の立場や時間だけでなく，過去の経験，あるいは未来に向けた目標を共にする共通項のこともある。相手との間に，自分と共通項や近い感覚を見出せる関係性は広い意味での「ピア」ともいえる。

　そして，ピアサポート(peer support)とは，何かしらの共通項や対等性をもつ人同士(ピア)の支え合いである。それは，何も特殊な立場や場面に限ったことだけではない。例えば，同じ学校の学生同士，同じ職場で働く人同士，同じ出身地の人同士，子育て中の親同士など，同じような立場にいる人同士が共通項を通じて，つながり合い，お互いに支え合うことも，またピアサポートである。その関係性は，非常に幅広く，多様な形態として存在するものでもあることから，領域によって様々な定義がされている。この本では，幅広い要素をもつ「ピアサポート」の中で，特に「障害」の経験という共通項をつながりにしたピアサポートに焦点を当てている。障害領域における「ピアサポート」に関しては，「障害の

ある人生に直面し，同じ立場や課題を経験してきたことを活かして仲間として支えること」[1]と定義されている。

▶「ピアサポート」につながる言葉─セルフヘルプ，当事者活動

　「ピアサポート」の語が盛んに使われはじめるようになったのは，日本では，1990年代以降のことである。言葉自体の広まりはごく最近ではあるが，「ピアサポート」の語が普及する以前から，「セルフヘルプ」や「当事者活動」などの言葉として，受け継がれてきた部分がある。

　セルフヘルプ（self-help）活動とは，「自分のことは自分でする（自助）」ということと，「お互いに助け合う（相互援助）」ということの両方の側面を備えもつ活動である。セルフヘルプの精神に基づいて結成されたグループは「セルフヘルプグループ（自助グループ）」とも呼ばれる。セルフヘルプグループは，仲間同士が支え合うグループであり，そのグループのメンバーは，障害や疾患をはじめ共通した課題を抱える「当事者」であることが重要な意味をもっている。セルフヘルプグループは，特定のメンバー間での相互援助を中心としたグループ，地域社会に出向く活動を積極的に行っているグループ，全国的な組織として必要な施策等をつくるうえでの力を発揮しているグループ等，規模や形も様々で，活動も多様である。近年では，社会的な活動を展開する当事者性に根ざしたセルフヘルプも広がっており，これらを総称して，「当事者活動」ともいわれている[2]。

　当事者活動は，「当事者主体」と「当事者管理」を基本とした活動であり，「当事者による当事者のための活動」と定義される[3]。「当事者」として抱える共通の課題を認識し，結成された組織による活動である。その課題が，自分自身や自分たちにとっての社会的に解決すべき事柄であると同時に，地域における多くの人びとのニーズとも重なるものである，ということも大切にしながら，より対外的に地域社会に根づいたセルフヘルプを展開する。

　セルフヘルプや当事者活動は，専門職による支援や治療だけに頼るの

ではなく，「当事者」としての自身の力や仲間の力に光を当てている点は，ピアサポートにつながる大きな要素のひとつである。また，何かしらの似たような課題や共通項をもつ人同士が集まることで，目の前の課題を乗り越えたり，さらには，社会的にも大きな変化をもたらす力が生まれることも，ピアサポートにつながる要素でもあると考えられる。

「ピアサポート」はどのように広まってきたのか？

それでは，ピアサポートはどのように生まれ，どのように広まってきただろうか。セルフヘルプや当事者活動の歴史も踏まえながら，ピアサポートの歴史的経緯を追っていく。

ピアサポートの起源としては，紀元前1世紀に，イギリスの修道院やアメリカの早期学校教育の中で，先輩が後輩の学習や生活のサポートをするという形態が存在していたことがその一端ともいわれている[4]。また，近世日本においては，民間で結社された「座」や「講」が当事者による相互扶助組織につながる部分もある。

▶海外におけるピアサポートの歴史

国際的な歴史としては，17世紀末から19世紀にかけて産業革命前後のイギリスにおいて相互扶助の共済組合である友愛組合（Friendly Societies）の組織化が進み，1840年代頃のアメリカにおいては禁酒を目的としたグループ「the Washingtonians」などのセルフヘルプグループが発足した。また，18世紀から19世紀初頭には，セルフヘルプの思想的な背景となっている書籍であるスマイルズ（Smiles）の「自助論（1958年）」やクロポトキン（Kropotkin）の「相互扶助論（1902年）」が出版された。

20世紀に入ると，欧米諸国を中心に，消費者協同組合や人種差別撤廃に関する運動を背景に，社会的なスティグマを負った当事者らによるセルフヘルプグループの組織化が活発になっていく。1930年代初頭には，アメリカにおいて，失業者の協同組合（1931年）やナチス・ドイツに追われ移住したユダヤ人らによる当事者組織（1936年）などのセルフヘルプグループが組織されはじめ，さらに1930年代後半から1940年代にか

けて，アルコール依存症を抱える当事者によるセルフヘルプグループ「AA (Alcoholics Anonymous)」(1935年)や，精神障害に関する当事者組織である「Recovery Inc.」(1937年)や「ファウンテンハウス (Fountain House)」(1948年)などが創設された。

ファウンテンハウスは，1955年以降，メンバーとスタッフのパートナーシップにより運営を行うようになり，1956年には過渡的雇用を開始し，やがてクラブハウスモデルとして全米や諸外国にも広がっていった。なお，ピアサポートが具体的な運動として動き出したのは，1900年以降であり，1904年に，アメリカにおける非行少年の更生のサポート活動の一環として，同年代の青年による友人のような関係性を大切にしたボランティア活動がひとつのきっかけとなっている。この取組みは，"Big Brothers and Sisters Movement"として，アメリカ全土に広がった。

1960年代には，アメリカにおいて，公民権運動，福祉運動，反戦運動，女性運動，消費者運動，環境保全運動という大きな社会運動を背景に，様々な市民権グループやコミュニティグループ，治療グループが創設されていった。民族的少数派住民，女性，身体障害のある人などにより，自らの人権や市民権の獲得を要請する運動が生まれた。こうした流れの中で，1960年代以降には，重度の身体障害のある人らによる「自立生活運動 (Independent Living Movement)」の隆盛により当事者による自立生活支援サービスの運営組織「自立生活センター (CIL：Center for Independent Living)」が設立された。

1960年代における社会運動の流れを汲み，1970年代には，多くのセルフヘルプグループや草の根団体が出現し，障害のある人の権利運動も発展を見せた。1974年には，カナダにおいて，知的障害のある人の権利擁護組織である「ピープルファースト」が結成され，やがて全世界に広がっていった。また，1976年にアメリカの2つの学術雑誌においてセルフヘルプに関する特集が組まれたことを契機として，イギリスにおけるセルフヘルプ支援組織の創設 (1977年)，オーストラリアにおけるセル

フヘルプ連合の設立（1977年）など，この時期にはセルフヘルプに関する実践や研究が欧米諸国に急速に拡大している。なお，教育分野においても，1970年頃から1980年代にかけて，アメリカにおいて，仲間の力を活用した実践プログラムが開発され，「ピアカウンセリング」への着目や普及が進んだ。

1980年代には，アメリカやカナダ，ドイツなどで，地域のセルフヘルプグループの情報収集や市民や専門職に対する情報提供，グループ運営に関する相談と援助，調査研究，地域教育などを行う機関である「セルフヘルプ・クリアリングハウス（SHC：Self-Help Clearinghouse）」も創設され，専門的支援が行われるようになった。

1990年代には，セルフヘルプ活動は，婦人，消費者，環境，公害など様々な領域に広がり，市民の中に浸透していった。特に，精神保健の分野における当事者団体の設立や，当事者によるサービス提供は急速に広まりを見せた。アメリカにおいては，連邦政府・州政府がピアサポート活動の推進を支援するようになり，州政府の認定資格制度である「認定ピアスペシャリスト」が設立された。ジョージア州では2001年に認定ピアスペシャリストによるサービスをメディケイドの償還対象とする制度ができ，この資格・制度が全米に広まる機会になった。また，2003年にアメリカにおいて発表された精神保健に関する新自由委員会（President's New Freedom Commission on Mental Health）では，「当事者運営」のサービスに焦点を当て，新たなベストプラクティスとして重視する姿勢を示したことも大きな促進力となった。さらには，イギリスやカナダ，オーストラリア，オランダ，ニュージーランドなどの諸外国においても，当事者によるサービス提供者の導入が近年進みつつある。

▶日本におけるピアサポートの歴史

このような国際的な歴史の中で，日本では，どのような広がりをみせていったのだろうか。日本において，特定の共通する問題を抱えた当事者によるセルフヘルプグループがつくられはじめるようになったのは，第二次世界大戦以降であり，多くの面で，欧米諸国における流れを受け

て，セルフヘルプや当事者活動，ピアサポートが広まっていった経緯がある。

1940年代から1950年代にかけて，結核患者による「日本患者同盟」(1948年)やハンセン氏病患者による「全国ハンセン氏病患者協議会」(1951年)などの，疾患を抱える当事者自身による自主的組織「患者会」が複数設立された。劣悪な状況に置かれた当事者による医療や生活保障などの要求運動，社会的な偏見の除去といったソーシャルアクションを中心的な課題として設立され，活動が展開された。1960年代には，公害や薬害などの社会問題に対する賠償請求・予防啓発に関するグループも出現し，さらに，欧米におけるセルフヘルプ活動の高まりを受け，障害や疾病に関する組織も設立されるようになった。

1970(昭和45)年以降，こうしたセルフヘルプグループ数は年々増加し，グループの性格は多様化した。全日本断酒会(1963年)の創設後，1980年代後半にかけて，アルコール依存症者の当事者組織「AA(Alcoholics Anonymous)」(1975年)，薬物依存症者の当事者組織「NA(Narcotics Anonymous)」(1985年)，などといった，アディクション(嗜癖)に関する課題を抱える当事者のセルフヘルプグループが多数設立し，1990年代にかけては，全国の地方都市にも設立されていった。

1980年代には，国際障害者年(1981年)や，「国連・障害者の十年」の制定(1982年)を大きな節目とし，その前後より，欧米を中心とした海外での障害のある人に関する情報が日本でも取り入れられるようになっていった。1986(昭和61)年には日本初の自立生活センターである「ヒューマンケア協会」が設立された。自立生活センターにおいては，ピアカウンセリング講座も重要な機能として設定された。また，1992(平成4)年には，日本初のクラブハウスが設立し，1995(平成7)年頃より，知的障害のある当事者による「ピープルファースト」も日本で結成されるようになった。セルフヘルプグループによる活動が，より社会に向けた当事者活動や地域に根ざした当事者活動へと活動の幅が広がりはじめたのもこの時期である。

2000（平成12）年以降は，「当事者主体」の理念を重要視する機運の高まりに加え，ピアサポート体制奨励金制度の創設（2000年），相談支援体制整備特別支援事業におけるピアサポート強化事業の開始（2007年），精神障害者地域移行・地域定着事業（2010年）や精神障害者アウトリーチ事業（2011年）におけるピアサポーターの活用，がん対策推進基本計画（2012年改訂）における「ピアサポート」の充実についての明記など，様々な制度面での後押しもあり，障害福祉の領域においても「ピアサポート」「ピアサポーター」の語が使われはじめるようになった。また，ピアサポートの活用やピアサポーターの雇用の場や機会も徐々に広がりを見せている。精神障害領域においては，「日本メンタルヘルスピアサポート専門員研修機構」（2015年），「日本ピアスタッフ協会」（2014年）をはじめとして，「ピアサポート」「ピアスタッフ」を前面に出した全国的な組織も設立されてきた。近年では，それぞれの障害や疾病に関する領域において，あるいは種別を超えて横断的に，ピアサポーターの養成のための講座や研修，当事者によるサービス提供者（ピアサポーター，ピアスタッフなど）に関するネットワーク化なども進みつつある。
　このように，様々な市民権の獲得運動の歴史的背景の中で，セルフヘルプや当事者活動，そして，ピアサポートは広がりを見せてきた。そのため，ピアサポートの根底には，社会的に抑圧されやすい当事者自身のもつ力や権利への気づき，権利擁護といった視点が流れている。

様々な「ピアサポート」の形

　「当事者」や「ピア」の力を活かした支援は，歴史的にも方向性や幅を広げながら発展してきた。そうした幅広い背景をもつがゆえに，現在行われている「ピアサポート」というくくりでの活動の形や名称についても，非常に多種多様である。
　障害領域におけるピアサポートの形態としては，主に，当事者間による無償で自発的な相互支援としての形としての「相互支援グループ・セルフヘルプグループ」と，当事者により意図された支援サービスが有償・

無償にかかわらず提供される形としての「当事者サービス提供者・ピア提供サービス」に分けられる[5)6)]。さらに，後者は，①当事者運営サービス（サービスの運営権限のすべてを当事者自身がもち，当事者主体で行う形態），②当事者パートナーシップサービス（直接の支援サービスは主に当事者によって提供されるが，運営管理などは非当事者と協働で行う形態），③ピア従事者（サービス事業所などにおいて，サービスを提供する多職種チームの一員として，当事者スタッフが参加する形態），に分類されている[5)6)]。

「相互支援グループ・セルフヘルプ」は，ピアサポートの歴史の中でも初期の段階から受け継がれてきた形であり，共通性のある人同士の支え合いの場や，セルフヘルプ活動を中心としたグループなどは，ここに該当するものである。「当事者サービス提供者・ピア提供サービス」に関しては，欧米などからの影響も受け，日本では，1980年代以降に広く展開していった形である。

「当事者運営のサービス」としては，自立生活センターをはじめとする当事者自身が運営をするような支援サービスなどがこれに該当し，「当事者パートナーシップサービス」としては，クラブハウスやピアヘルパー事業所などが該当する。また，「ピア従事者」としては，アメリカにおける認定ピアスペシャリストや，精神障害者地域移行・地域定着支援事業におけるピアサポーター，障害福祉サービス事業所等のピア従事者・ピアスタッフ，ピアヘルパーなどがここに含まれる。日本でも，「ピア従事者」としての働き方や雇用の機会が徐々に広がりを見せている。事業所等に雇用契約のもとで雇われ働いている者を「ピアスタッフ」，雇用契約という形ではないものの有償であったり，あるいはボランティアによる支援を行う者を「ピアサポーター」という言葉で示していることも多い。ピア従事者としての働き方は，サービスの受け手でありかつ送り手でもあるという，従来の支援システムにはない新たな「固有のポジション」[7)]を生み出すものであり，近年注目されている。

なぜいま,「ピアサポート」なのか?

　本来,人と人とのかかわりは,相互の関係性の中でつくられていくものでもある。気づかないほど自然な形で,あるいは,時に意図的に,相手から何かを受け取り,自分自身も相手に何かを与え合う関係性の中で,結びつき,つながっていく。そうしたごく自然な形でのサポート関係が存在しているのであれば,あえて「ピアサポート」という言葉として強調する必要はないのかもしれない。しかし,なぜいま,「ピアサポート」が盛んに謳われているのか。特に,障害に関する領域において,近年,「ピアサポート」が広がりを見せているのだろうか。

　ひとつは,近年の核家族化や情報化社会といった社会的な変化や,それに伴う人と人とのつながり方の変化が大きく影響しているのではないかとも考えられる。地域の中で,家庭の中で,学校や職場の中で,これまでに自然な形で存在していたはずのサポート関係が成り立ちづらくなり,つながりの希薄化や孤立を生み出しやすい社会になっている一面もあるのかもしれない。

　そして,そのことに加え,特に,障害領域においてピアサポートが広がりつつある背景として,「障害」をもつがゆえの状況や難しさも,そこに重なるのではないだろうか。「障害」を抱えること,「障害のある人」として生きることが,社会の中でごく自然な形で営まれるはずの人と人とのつながり方を難しくさせてしまうことも多い。あるいは,自然なつながりが失われてしまうことで「障害」が生じたり,障害の根が深くなったりする場合もあるだろう。相川は,「障害」をもつことで,もっぱら支援の受け手に徹したり,追いやられ続けてしまう状況があり,同じような経験・立場にある者同士が出会うことで,「互恵性」という当たり前の営みの場を再設定したのがピアサポートであると述べている[7]。ピアサポートが盛んに使われはじめ,広まりつつある状況は,「障害」をもつことに付随して,当たり前であるはずの「互恵性」という営みが,社会の中で失われやすく,築きづらい状況が生まれやすいことを映し出している。そして,その当たり前の「互恵性」の回復や再構築において,

ピアサポートという共通性や対等性を明確に保障した「仲間」によるつながりや，そこで営まれる経験に基づく知識の分かち合いが，重要な力をもつことを意味する。

さらには，つながりの希薄化を生みやすいこの現代社会であるからこそ，障害をはじめとする「生きづらさ」は，人と人とを強く結びつける力ともなりうるものである。人と人とが，生きづらさや弱さを通じてつながり合うとき，当たり前のつながりを「回復」するということ以上の力や創造性，学びがそこに生まれることも多い。ピアサポートは，「必要性」の中で広まりを見せているとともに，「可能性」の中で広がりつつあるものとも考えられる。

■引用文献
1) 岩崎香，秋山剛，山口創生，他：障害者ピアサポートの専門性を高めるための研修の構築．日本精神科病院協会雑誌2017：36(10)，20-25．
2) 久保紘章，石川到覚：セルフヘルプグループの理論と展開―わが国の実践をふまえて．1998，中央法規出版．
3) 河東田博：ノーマライゼーション理念の具体化と当事者活動．四国学院大学論集1998：96，109-124．
4) 西山久子，山本力：ピアサポートおよび仲間支援活動の背景と動向―ピアサポート/仲間支援活動の起源から現代まで．岡山大学教育実践総合センター紀要2002：2，81-93．
5) Solomon P：Peer support/peer provided services underlying processes, benefits, and critical ingredients. Psychiatr Rehabil J. 2004：27(4)，392-401．
6) 大島巌：ピアサポートというチャレンジ―その有効性と課題．精神科臨床サービス2013：13，6-10．
7) 相川章子：ピアスタッフの現在と未来―日本の精神保健福祉の変革を目指して．精神医療2014：74，36-45．

2 ピアサポートをめぐる海外の状況

はじめに―ピアサポートについて

　ピアとは仲間，友人，同僚など，対等な関係にある者であり，ピアサポートは，ピアによるサポート，つまり，対等な関係にある者による支えや助けを指す。ピアサポート (peer support) という単語は学校場面での学生同士のサポートや，職場での同僚同士のサポートにも多く用いられているが，医療や福祉，障害の場面でピアサポートという場合には，似たような障害や疾患など，困難に関する属性を共通してもつ者同士のサポートを指すことが多い。本稿では後者の困難に関する属性を共通してもつ者同士のサポートであるピアサポートについて扱う。

　ピアサポートは，友人関係，あるいは共通した困難をもつ人びとの間で自然発生的に生じるものも多い。また，1960年代以降のアメリカでの障害者権利運動に源流をなすような，障害のある人びとが組織をつくり，社会に発信して人びとの認識や環境を変えていくと同時に互いに支え合う活動が，身体障害，知的障害，精神障害など様々な障害領域で発生している。

　さらに近年，疾患や障害，あるいは困難を経験した当事者と呼ばれる人が，医療や福祉の中で役割をもち，サポートやサービスを提供する形も増えてきている。特に精神科領域では，従来の医療や福祉のサービス提供組織に当事者が雇用されることがアメリカをはじめとして各国で広まりつつあり，日本でも増えてきている。

　本稿では，海外のピアサポートの状況について紹介するが，精神障害領域のピアサポートに関する記述が多いことをあらかじめお詫び申し上

げたい。

▶ピアサポートで提供されるもの

「ピアサポートとは，互いへの敬意，責任の共有，何が助けになるかについての相互の合意という基本原理に基づいて助けをやりとりすること」[1]である。ピアサポートでやりとりされるサポートは，人と人との関係の中でやりとりされるサポート（ソーシャルサポート）と同様に，情緒的なサポート，道具的(手段的)サポート，情報のサポート，交友的サポートがあると考えられる（表2-1）。

表2-1　ソーシャルサポートやピアサポートでやりとりされるサポート

	情緒的サポート	道具的サポート	情報的サポート	交友的サポート
実施される行動の例	話を聞く，共感する，見守る	生活に必要な活動を手伝う・代わりに行う(例：送迎をする，家事支援)	役に立ちそうな情報や資源を伝える	一緒に過ごす
サポートを受ける側への影響	受け止められたと感じる 自分には価値があると感じる	暮らしがスムーズになる	状況を理解する助けとなる 自分で対処することに役立てられる	交流を楽しむ，気晴らしとなる 所属感を得る

　これらのサポートは，人が誰とでもやりとりしているものであるが，ピアサポートは，互いに共通のあるいは似たような経験をもつため，互いを人間として認めて共感しやすく，また，互いの困難を理解しやすいため，何が助けとなるかについても理解できる可能性が高いことが特徴といえる。

▶ピアサポートの形態

　ピアサポートには，様々な形態があり，自然発生的に互いに支え合うようなピアサポートもあれば，場をつくって行われるピアサポートもある。場をつくって行われるピアサポートにも，セルフヘルプグループ，自助グループと呼ばれるような，誰が誰を助けるというような役割があるわけではない形もあれば，似たような経験をしている仲間を支えるた

めに組織をつくり，支援を提供するようなピア運営組織と呼ばれるもの，すでにある支援組織にピアサポートを提供する人として困難の経験を有する人が雇用される形でピアサポートが提供される形態などがある。

ピアサポートの海外の状況

　精神保健領域では，ピアサポートの形態を，①セルフヘルプグループ（自助グループ），②当事者運営組織，③困難の経験者が従来型のサービスに雇用されその経験をサービス提供に活用（雇用されるピア），と整理することが多い。この分類に沿って海外での状況を含め概要を説明したい。

▶セルフヘルプグループ

　共通の経験を有する人たちが集まり，互いに対等な立場でお互いに支え合うもので，ピアサポートの基本形といってよい形である。集まりでは，情緒的サポート，情報的サポート，交友的サポートが交換される。多くの場合，助ける，助けられるなどの固定された役割はなく，参加者はみな対等な立場でサポートをやりとりしており，受けたサポートに対する支払いや提供したサポートに対する報酬は発生しない。対面で集まるもののほか，インターネット上のグループなどもある。

　多くの障害，困難，属性で，あらゆる国でセルフヘルプグループは存在する。例えば，精神健康の困難に関するセルフヘルプグループでは，AA（Alcoholics Anonymous）などのアルコール等の依存症のセルフヘルプグループは，世界各地で定期的に開催されているものが多数ある。アメリカだけでも精神健康の困難に関するセルフヘルプグループが数千は存在し，アメリカでは年間200万人以上がセルフヘルプグループに参加している[2)3)]。

　なお，セルフヘルプグループ自体はグループ，集団であるが，その中には個別の支え合いの要素も存在する。例えばAAは，アルコールを飲まない生き方をしていくための集まりであるが，その生き方の経験のある者が「スポンサー」として，相談に乗ったり，自分の経験や理解を伝えたりしてそのメンバーが飲まずにいることを支えるスポンサーシップ

というかかわりがあり，これはAAの重要な要素のひとつである。スポンサーをもつかどうか，誰に頼むかはメンバー個人が選ぶことができる。AAに参加している人を対象としたアメリカの調査では17～75％の人がスポンサーをもっており，AA加入の早期の段階でみた場合，スポンサーがいる人のほうがそうでない人よりも，アルコールなどの物質を使用しないでいる割合が高いという研究結果が報告されている[4]。

▶当事者運営組織

　ある経験をした人たちで組織を運用し，共通の経験を有する人たちにサポート（サービス）を提供するものである。当事者運営組織は，障害を有する人だけで運営するもの，障害のある人やその家族が運営するもの，当事者と専門職者とのパートナーシップで運営するものなど，障害当事者以外の関与にはそれぞれ濃淡があるが，障害当事者の意思が反映されることが原則である。

　当事者運営組織は，互いの助けを提供するだけでなく，権利運動や，社会への発信などの活動をすることも多い。自立生活センター（CIL：Center for Independent Living）や知的障害のピープルファーストの組織など，いずれも1970年代のアメリカで始まり，現在でも各地に存在する活動組織も，当事者運営組織ということができるだろう。このほかにも日本でのダルク（DARC：Drug Addiction Rehabilitation Center）のように物質使用の経験のある人がスタッフとして運営する組織や，精神健康の困難を有する人たちにより運営される組織など多くの当事者運営組織がある。

　例えば自立生活センターは，権利擁護活動とサービス提供を通じ障害のある人をエンパワーすることを使命としている。自立生活センターでは，障害のある人にどのようなニーズがあるかは障害のある人自身が一番よく知っている，という考え方に基づいて運営されており，意思決定の構成員も，スタッフも，過半数が障害のある人であること，という条件がある[5]。

　当事者運営組織では，報酬を得て働いているスタッフもいるが，ボランティアで組織の活動に参加している者も多い。

利用者に提供しているもの

ドロップインセンター(障害のある人が立ち寄って相談したりくつろいだりできる場),ピアカウンセリング,ピアメンタリング,ピアによる訪問,電話相談,交流の機会の提供,就労支援,住まいの支援,危機時の支援,レスパイト(休息宿泊),情報提供,研修や講座の提供,権利擁護(サービス利用者自身の権利擁護の支援と,障害者権利運動の両方)など[2)5)6)]が提供されている。その組織の理念や目的や規模,環境などにより提供している内容は大きく異なる。

なお,例えば自立生活センターでは,障害のある人によるピアカウンセリングや,生活に関する支援,本人の権利擁護のためのサービスを提供しているが,必ずしもピアサポートという表現が使われているわけではない。

▶困難の経験者が従来型のサービスに雇用されその経験を活用

サービスを提供する組織に困難の経験者が雇われて,ピアによるサポート(支援,相談・カウンセリングなど)を提供する。従来型のサービスの中で,自身の困難の経験を活かしながらサービス提供者として働く形で雇用される人(ピアサポートスタッフ)は,様々な障害の中でも,特に精神障害の領域で多い。かつての患者を精神科病棟で雇ったという記述は古くからみられる[7)]ものの,特に現在多くみられるような,精神保健チームの一員として精神健康の困難の経験のある人が雇用される形態は1990年代のアメリカから広まってきた。いまではアメリカだけでなくイギリス,オランダ,デンマークなどの欧州や,カナダ,オーストラリア,ニュージーランド,中国,日本など多くの国で精神疾患の経験のある人がサービス提供者として雇用される形態がみられる。ピアサポートスタッフとして雇われている人はアメリカだけでも1万人を超えると見積もられている[7)]。

雇用されているピアの役割,呼ばれ方

ピアサポートを提供する人がサービスを提供する組織に雇用されている場合,自身の障害やいままでの経験を活かして利用者の相談にのった

り，プログラムを提供したり，生活支援など，その組織の提供する複数のサービスを担当したり，様々な役割を担うことも多い。

このような従来型サービス（地域生活支援サービスや就労支援サービス，医療など）で働く障害当事者は，精神科領域では，コンシューマースタッフ，ピアサポートスタッフ，ピアサポートワーカー，ピアスタッフ，ピアスペシャリスト，あるいはその役割に応じてピアカウンセラー，ピアコンパニオン，ピアアドボケイド（ピア権利擁護者），ピアリカバリースペシャリストなど，様々な呼ばれ方がある。総称としては，アメリカではピアサポートスペシャリスト（peer support specialist）またはピアスペシャリスト（peer specialist），イギリスではピアサポートワーカー（peer support worker）と呼ぶことが多いようである。

アメリカのピアスペシャリストについて

障害に関するピアサポートの海外での状況を述べるにあたり，ここでは，医療福祉分野で困難の経験を活かしながら雇用されて働く形態，その中でも特にアメリカのピアスペシャリスト（peer specialist）について紹介したい。

▶ピアスペシャリストとその職務

アメリカでは，特に精神健康の困難の経験のある人（ピアスペシャリスト）によるサポートの提供が精神保健サービスの中で重視されるようになってきており，雇用されて働く人も多い。

ピアスペシャリストの職務は，職場によって異なる。組織内で働くスタッフが全員行う仕事（利用者に対する直接ケアの提供や，書類作成や提出などの事務作業）のほかに，ピアスペシャリストに特に期待されることは，利用者のリカバリーや権利擁護の支援をする，リカバリーに対する態度や行動をモデルとなって見せる，ほかのチーム員がリカバリーに対する理解を深めることを助ける，利用者中心のサービスが提供されるような文化づくりに貢献することなどがある。

具体的な例を挙げるため，表2-2にアメリカのACT（Assertive Community Treatment：包括的地域生活プログラム）チームのピアサポートスペシャリストの求人票に，実際に記載されている職務内容を示す。

表2-2に挙げられている職務のうち，4，5は精神健康の困難の経験があるからこそ担うことのできる職務，1〜3はほかの職員も行うかもしれないがピアスペシャリストが自身の経験を活かすことで効果が高くなると考えられる職務，6以降はほかの職員と同じように期待される職務内容であると考えられる。

表2-2 雇用されて働くピアスペシャリストの職務内容

ACTチームで働くピアサポートスペシャリストの職務内容

この職に就くピアサポートスペシャリストの精神疾患あるいは物質乱用の経験と精神保健サービスの利用経験は，専門的トレーニングで提供することのできないものである。ピアサポートスペシャリストは，チームの一員であり，利用者に地域での個別的サービスを提供し，利用者の自己決定と共同意思決定の力を促進する。

必須の職務：
1. 利用者のリカバリー，セルフアドボカシー（自己権利擁護），自己決定を促進するためにコーチング，メンタリング，コンサルテーションを提供する
2. 利用者の健康を向上させる方法を促進する。例えばWRAP（Wellness Recovery Action Plan：元気回復行動プラン）やIMR（Illness Management and Recovery：疾病自己管理とリカバリー）を提供するなど
3. 精神科の事前指示書作成の支援
4. 利用者の健康とレジリエンスを応援するためリカバリーに対する価値観，態度，信念，行動を自身がモデルとなって見せる
5. チームのメンバーが，リカバリーやピアサポートスペシャリストについて理解することを助け，利用者の視点や好みが認識され，理解され，大切にされ，治療の中に採り入れられるような文化が根づくようにチームへのコンサルテーションを提供する
6. ACTチームの一員として，他のチームメンバーと同じように（例えば利用者の個別支援計画作成と遂行など）活発に活動する
7. 利用者が，地域で自身の法的権利を行使できるよう支援する
8. 心理社会的リハビリテーションとケース調整を行う
9. アメリカのACTチームの最新の基準に沿うよう最大限努力する
10. 正確な記録を期限内に準備し提出する
11. 相互評価に参加する
12. インシデントレポートを期限内に提出する
13. 医療適正審査の記録類を準備し報告する
14. 新しい職員のトレーニングを補佐する
15. 必要とされるトレーニングを期間内に終える
16. 受講が必要なACTチームの研修に参加する

https://www.appone.com/maininforeq.asp?Ad=586262&R_ID=2108300&Refer=&B_ID=83より抜粋（最終閲覧2018年8月）

▶認定ピアスペシャリスト

　ほとんどの州で，ある一定の技術をもつピアスペシャリストを認定ピアスペシャリストとして認定するプロセスがある。特に資格がなくても，精神健康の困難の経験を活かし，ボランティアとして，あるいは有給でピアサポートを提供できるが，ピアスペシャリストの求人票では，認定ピアスペシャリストであることを求めるものや，いまは認定されていなくとも今後認定を受けるよう努めることを求めるものもみられた。

　認定ピアスペシャリスト（certified peer specialist）となるための基準や条件は州によって異なる。ピアスペシャリストに関する情報を集めているデータベース[8]によると，多くの州で，精神保健サービスを受けているあるいは受けた経験があること，ピアスペシャリストとなるための研修を受けていることを条件にしている。必要な研修時間は32～108時間と幅があるが，最も多いのは5日間で40時間の研修のようである。ま

表2-3　認定ピアスペシャリストとなるための研修と研修受講の要件の例

	デラウェア州	ニューハンプシャー州
ピアスペシャリスト研修	54時間の研修（当事者運動の歴史，リカバリーとは，ピアサポートとは，境界線と倫理，自己開示，リカバリーストーリーを話す，コミュニケーション，WRAP，肯定的なセルフトーク，利用者の権利，スティグマ，物質乱用と併発症状，文化，自殺予防，健康，トラウマ，秘密の保持，権利擁護，スピリチュアリティ，危機介入，創造性）	40時間（意図的なピアサポート，WRAPと自殺防止）
ピアスペシャリスト研修を受けるための要件	1000時間のピアサポートまたはボランティアの経験。1000時間のうち500時間以上はこの1年間で経験されていること。残りの500時間はこの3年以内であること。そのすべてにおいてスーパーバイズを受けていること。高校卒業以上	リカバリー2年以上

Copeland Center：Doors to Wellbeing, Peer Specialists. https://copelandcenter.com/peer-specialists より抜粋（最終閲覧2018年8月）

た，これら研修を受けることに加え，認定ピアスペシャリストとなるためにボランティアまたは有給でのピアサポートの実践経験を要求している州もある。参考例として，表2-3にデラウェア州とニューハンプシャー州の要件を示す。また，州によっては，研修とは別に，認定ピアスペシャリストとなるための試験がある州が半数以上であった。

ピアサポートスタッフの雇用・求人内容

海外ではピアサポートに関して実際にどのような雇用があるのか，特にアメリカのピアスペシャリストとイギリスのピアサポートワーカーの求人について紹介したい。

▶アメリカでのピアスペシャリストの募集内容

アメリカでは，ピアサポートスペシャリスト，または認定ピアサポートスペシャリストの求人がインターネットで検索するだけでもいくつもヒットする（2018年8月に求人サイトIndeedアメリカ版で"peer support specialist"で検索すると603件のヒットあり）。参考例として，表2-4，5にアメリカのピアサポートスペシャリストの求人票を紹介する。

▶イギリスでの状況

国民保健サービス（NHS：National Health Service）の精神保健領域にもピアスタッフが雇われるようになってきている。

表2-4　アメリカの求人票1

精神保健ケースマネジャーのピアサポートスペシャリスト
求める条件： 　高卒，あるいは高卒認定試験。精神保健サービスの利用者としての経験があること。もしも物質乱用の診断を有する場合には，最低連続12カ月の断酒・断薬。最低連続12カ月のパーソナルリカバリーの達成。利用者や家族の送迎をする可能性あり。 　この1年に精神疾患を有する利用者のリカバリーに関連する活動を有給またはボランティアで500時間以上している。コンピューターを扱える。記録作成や報告書の作成，時間管理技術がある。可能であれば，この3年内に，バージニア州の把握しているピアスペシャリストプログラムを修了しており，重度精神障害者に接する経験をしていて，電子カルテにも接していることが望ましい。認定ピアスペシャリストとしての認定をまだ受けていないとすれば，取得に努めてほしい。チームアプローチをして，ほかのスタッフと密接に働く職である。 給与：最低，年26,500ドル 有効な運転免許証，バックグラウンドチェック，薬物スクリーニングチェックが必要。

(Indeedアメリカ版より2018年8月に閲覧した内容から抜粋)

表2-5 アメリカの求人票2

ACTのピアスペシャリスト募集
期待すること： 　利用者を尊厳と敬意をもって遇し，エンパワメントと選択とリカバリーを促す支援をする。 　精神保健のリカバリーに対する強い関与とリカバリーの考え方に関する知識。 　利用者との接触の75%以上は利用者の自宅，地域，職場や施設外の場所で行われる。 　利用者へ問題解決，生活技能訓練，行動モデリングを提供し，楽観性と前向きな姿勢で利用者とともに並んで歩む姿勢で支援を行う。 　すべての記録を施設基準に合致するように行う。 　利用者の経験を認め，自身の経験に基づいてピアカウンセリングや支援を行う。 勤務：月〜金　8：00〜16：00。12〜20時のシフトあり。週末やオンコール業務あり。 時給：17.52ドル 求める条件： 　少なくとも2年の有給またはボランティアでの成人の精神疾患を有する人とのかかわりがあること。あるいは対人支援領域における大学の学位があれば上記経験1年と読み替える。精神保健サービスを利用した経験があり，自身の精神疾患に対処する自己理解があり，自身のリカバリーを続けることができている。精神健康のリカバリーに強く献身する気がある。重度かつ慢性の精神疾患を有する人びとと支持的な関係を築く技術があり，人びとの治療に対する思いを大切にすること。有効な運転免許証と，確実な通勤手段を有していること。

(Indeedアメリカ版より2018年8月に閲覧した内容から抜粋)

イギリスでの雇用状況の参考に，"peer support worker"の求人について，Indeedという民間求人サイトのイギリス版で検索すると，2018年8月の時点で7件の求人がヒットした（"peer support specialist"では0件のヒット）。

表2-6にイギリスの精神科領域のピアサポートワーカーの求人を紹介する。

▶ピアサポートワーカーの給与

イギリスのNHSでは，NHSの中で働く人びとの給与体系を職種や資格，求められる役割によって決めており，そのくくりを，バンド（Band）と呼んでいる。NHS内で働くピアサポートワーカーの求人を見てみたところ，バンド3での募集が多くみられた（バンド2もあり）。バンド3はNHSでは作業療法アシスタント，救急ケアアシスタントなどである[9]。バンド内では，経験により給与が異なり，例えばイングランドにおける2018/2019年の俸給表[10]ではバンド3では年俸は17,787〜20,448ポンドであった。

表2-6 イギリスの求人票

NHSでのピアサポートワーカー募集（パートタイム）
領域：リハビリテーション グレード：バンド3 勤務時間：週18.75時間 　成人の精神科病棟でのパートタイムのピアサポートワーカーのお知らせです。当リハビリテーションサービスの，多職種協働チームの一員として，作業療法チームで働いていただきます。サービス利用者さんのパーソナルリカバリー目標に向けた支援をし，高度治療病棟，地域リハビリテーションユニットなどでのプログラム提供にかかわっていただきます。 　応募者は，精神健康の困難に関する経験があり，精神科サービスの利用経験がある必要があります。利用者自身のリカバリーの旅路を支えるために，自身の個人的経験を前向きに語ってくれる人を求めています。当院は，この地域のリカバリーカレッジの拠点のひとつでもあり，ピアサポートワーカーは，リカバリーカレッジの講座で自身のリカバリーの経験を話すなどしながら講座を共同でファシリテートする機会もあります（そのための研修が提供されます）。 　やる気があり，精力的で創造的で柔軟にチーム員として働くことができ，効果的なコミュニケーションや対人スキルを有し，多職種チームや外部の専門職や組織と連携できる人を求めています。また，十分なIT技能（メール，マイクロソフトワード，インターネットを利用できる）を有していることも必須事項です（基礎的技能の試験を行います）。 　私たちは協力して働くことに取り組んでおり，この職に就く人は，親しみやすく支持的な多職種チームの一員となることになります。作業療法チーム内での1対1の定期的なスーパービジョンと，ピアスーパービジョン，そしてこのNHS組織全体でのピアワーカー研修や行事で，あなたの個人的成長と職能開発がサポートされます。また，自分自身の学びや成長の機会もあり，義務としての研修やその他の研修を受けるために出張してもらうこともあります。それらの研修には，ケア認定研修やピアサポートワーカー研修も含まれます。 　給与は案分計算となることご了承ください。

（Indeedイギリス版より2018年8月26日に閲覧した内容から抜粋）

おわりに

　日本でも，既存のサービスの中にピアサポートを採り入れようとする機運が高まっている。しかし，まだその実践が確立されているとはいえず，雇用側も試行錯誤の状態が続いている。海外の実践を参考にしつつ，利用者にとっても働くスタッフにとっても組織にとってもよい，日本に合った実践が期待される。

■引用文献
1) Mead S, Hilton D, Curtis L：Peer support：a theoretical perspective. Psychiatr Rehabil J. 2001：25(2), 134-141.
2) Goldstrom ID, Campbell J, Rogers JA, et al：National estimates for mental health mutual support groups, self-help organizations, and consumer-operated services. Adm Policy Ment Health. 2006：33(1), 92-103. doi：10.1007/s10488-005-0019-x

3) Markowitz FE：Involvement in mental health self-help groups and recovery. Health Sociol Rev. 2015：24(2), 199-212. doi：10.1080/14461242.2015.1015149
4) Tonigan JS, Rice SL：Is it beneficial to have an alcoholics anonymous sponsor? Psychol Addict Behav. 2010：24(3), 397-403. doi: 10.1037/a0019013.
5) Ravesloot C, White GW, Gonda-Kotani C, Shinnick K：A comparative analysis of Center for Independent Living staff and board of directors regarding CIL services and consumer participation. J Prev Interv Community. 2017：45(2), 100-111. doi：10.1080/10852352.2017.1281047
6) Solomon P：Peer support/peer provided services underlying processes, benefits, and critical ingredients. Psychiatr Rehabil J. 2004：27(4), 392-401. doi：10.2975/27.2004.392.401
7) Davidson L, Bellamy C, Guy K, Miller R：Peer support among persons with severe mental illnesses：a review of evidence and experience. World Psychiatry. 2012：11(2), 123-128.
8) Copeland Center：Doors to Wellbeing, Peer Specialists.
https://copelandcenter.com/peer-specialists（最終閲覧2018年9月18日）
9) Health Careers：NHS pay and benefits：Agenda for change-pay rates, 2018.
https://www.healthcareers.nhs.uk/working-health/working-nhs/nhs-pay-and-benefits
10) NHS Employers：Annex 2：Pay bands and pay points on the second pay spine in England, 2018.
http://www.nhsemployers.org/tchandbook/annex-1-to-3/annex-2-pay-bands-and-pay-points-on-the-second-pay-spine-in-england（最終閲覧2018年9月18日）

3 日本における多様な障害領域におけるピアサポートの歴史と現状

（1）身体障害領域におけるピアサポートの歴史と現状

1970年代の身体障害のある当事者活動

　日本の障害者福祉は第二次世界大戦前には傷痍軍人を対象にした法制度のみで，障害のある人は家族または宗教団体，篤志家などの民間慈善団体によって保護される生活が主であった。戦後，日本国憲法に基づいて法的整備がされる中で障害のある人の生活保障に関する取組みが始まったが，その政策は障害を治療の対象とする医学モデルに基づいた訓練主義や保護主義が根底にあり，障害のある人は可能な限り他人に依存せず一人で生活ができるようになることが求められた。そのため，障害のある人はリハビリテーションや就労訓練などを受け，身の回りのことや仕事ができるために努力しなくてはならない。努力しても身辺自立や経済的自立が一定の水準に到達できる見込みのない重度障害のある人は，生涯家族の世話を受けるか，家族が支えられない場合には施設に入り地域から離れた生活をするか，を余儀なくされた。

　このような障害のある人の現実に対して異議申立てをする団体が現れた。その代表が「日本脳性マヒ者協会全国青い芝の会」（以下「青い芝の会」）と府中療育センター闘争であろう。

　青い芝の会は1957（昭和32）年に東京都大田区の矢口保育園で約40名のメンバーによって発足された。最初は親睦交流を目的としたが，1970（昭和45）年5月，神奈川県で起きた母親による障害児殺人事件を契機に

運動団体として注目されるようになった。そして，1973(昭和48)年以降その活動が全国に広まり，日本の障害のある当事者活動を牽引する団体となった。しかし，当時の青い芝の会の運動には決定的な限界があった。ひとつは，青い芝の会の運動は過激とみられ，一般市民のみならずほかの障害者団体からも理解が得られなかったことである。もうひとつは，青い芝の会の運動の主体はある程度身の回りのことができる障害のある人であり，重度障害のある人の生活保障や地域生活における具体的方法を提示することができなかったことである。

府中療育センターは，1968(昭和43)年に重い心身障害児・者を収容する東京都立の施設として開設され，「超近代的」「東洋一」と言われた医療施設であった。しかし，その管理体制に対して入所者から批判の声が上がった。例えば，男女がそれぞれ大部屋ひとつに収容され，起床・就寝時間だけでなくトイレの時間さえも決められていた。さらに，外出・外泊も許可制で回数が制限され，また女性の入浴介助に男性職員が入ることに対して拒否することもできなかった。1970(昭和45)年の秋，こうした扱いに我慢できなかった入所者らのハンガーストライキが府中療育センター闘争の始まりであった。実際，このハンガーストライキは成果のないまま終わってしまったが，翌年，センターの一部の障害のある人を民間施設に移転する計画があり，それに反対することから運動が本格化した。1972年には都庁前でテントを張って座り込みを行い，1年が過ぎる中で運動は大きな規模に展開していった。この運動の成果として，ひとつは，障害のある人がセンターの運営体制に関与できる協議会を設置することができたこと，もうひとつは，主体的な生活が保障されない施設生活に嫌気がさして，地域での生活を求める人が出てきたことである。彼らの声によって障害のある人の地域での生活が政策的に少しずつ取り組まれることになった。

1970年代の当事者活動以降，家族や施設から出てボランティアなどの介助を受けながら地域で一人暮らしをする障害のある人が増えてきた。この流れの中で，1980年代に入ると既存の運動とは別にアメリカの

影響を受けた自立生活センター(CIL：Center for Independent Living)を中心とした自立生活運動が台頭した。

▶自立生活運動の誕生

自立生活運動は，ポリオをもつエド・ロバーツ(Edward V. Roberts)がカリフォルニア州立大学バークレー校(University of California, Berkeley)に入学した1962年から始まったといえる。その後，ロバーツと同校の障害のある学生らが中心にバークレー市にアメリカ初の自立生活センターを設立した(1972年)ことを契機に自立生活運動は本格化した。ロバーツは電動車いすで移動するが，頭部以外は自由に動かせないため常に介助が必要で，さらに就寝時には医療機器も必要な，いわゆる重度障害のある人であった。彼を中心にした活動により自立生活が世界に広まったことから，彼は自立生活の父と呼ばれることになる。

1970年にはバークレー校の中で，障害のある当事者が中心に運営する身体障害学生プログラム(PDSP：Physically Disabled Student's Program)が開始され，障害のある学生がカウンセラーになってほかの障害のある学生のアパート探しや介助者紹介，車いす修理サービスなどを支援するシステムを整えた[1]。このPDSPにより，バークレー校の障害のある学生が地域で生活しながらキャンパス生活を送ることができるようになった。その後，ロバーツらは障害のある学生が卒業して地域で生活することになると必要なサービスが受けられないことを問題化し，PDSPのようなサービスが地域で暮らす障害のある人も使えるようにしたいと考えた。そのため，バークレー市内にアパートを借りて事務所を設立し，本格的に事業に乗り出したのが，自立生活センターの誕生につながった[2]。

この自立生活センター設立までの活動の中で大きな転換となったのが，専門家として障害のある学生の生活を決めていた校内病院のカウンセラーに対抗して，自分たちが生活の主導権をもったことである。彼らはこの出来事の後，「完全なる自助(total self-sufficiency)」の概念について議論するとともに，官僚や専門家ではなく，自分たちがサービスの主

導権を握ることが重要と考え，行動に移った[2]。このように，自立生活運動は，専門家ではなく障害のある人が主体的に当事者にとって必要なサービスを考え，提供するシステムをつくり出した。アメリカの自立生活運動の功績は，「自己決定」による自立という理念において重度障害のある人の自立を可能にしただけでなく，いままでサービスを受ける存在であった障害のある人を提供する主体的存在に変えたことであろう。

最後に，ロバーツは自立について次のように話している。「衣服の着脱に1時間を要する者がいるとすれば，その人に対して介護人を派遣して10分で着脱を終わらせ，残りの50分をより人間的に有意義な時間をつくり出していくようにする」[3]。

日本における自立生活運動の展開

1979（昭和54）年に初めてロバーツが来日し，各地で自立生活に関する講演を行った。1981年からは財団法人「広げよう愛の輪運動基金」の「ダスキン障害者リーダー育成海外研修派遣事業」が始まり，障害のある人の中でアメリカの自立生活運動について学んでくる人が増えてきた。その中で，1984（昭和59）年には中西正司らを中心に自立生活センター開設のための「若駒CIL準備室」を立ち上げ，1986（昭和61）年6月にアメリカの自立生活理念を導入した日本初の自立生活センターである「ヒューマンケア協会」（東京都八王子市）を発足させた。ヒューマンケア協会は，運営委員の半数以上は必ず障害のある人とする当事者主導の運営体制を整えながら，介助サービスと自立生活プログラムを中心に事業を始めた。1991年には「全国自立生活センター協議会（JIL：Japan Council on Independent Living Centers）」が結成され，自立生活センターは全国に広がるようになった。中西らはアメリカの自立生活理念をそのまま受け継ぐのではなく，自立生活プログラムやピアカウンセリングを日本の状況に合わせて事業を展開した。

以上，アメリカから始まった自立生活運動と日本式の自立生活センターが誕生した経緯について述べた。アメリカの自立生活運動は世界の

国々の障害者福祉の基本的理念や政策に大きな影響を与えており，日本も多大な影響を受けているが，日本の先駆者たちはアメリカの自立生活運動をそのまま導入するのではなく日本の状況に合わせて展開していった。

自立生活センターにおけるピアサポート活動

　精神障害や知的障害など他領域と同様，身体障害領域においても同じ障害をもつ仲間，すなわちピアによるサポートを重視しており，その中でも自立生活センターは，ピアによるサポートを主要事業と位置づけて活動している団体である。既述のように，自立生活運動は重い障害があっても自立生活ができるという革新的な理念を提示したことから，同センターは，障害をもつ当事者同士が自己決定権や自己選択権を育て合い，支え合って，地域で暮らしながら社会参加していくことを目指している。1991（平成3）年には「全国自立生活センター協議会」が発足し，現在，全国に約130の自立生活センターが活動している。JILの正会員となる団体は，以下の5つの条件を満たすことが求められる[4]。

①意思決定機関の責任および実施機関の責任者が障害をもっていること
②意思決定機関の構成員の過半数が障害のある人であること
③権利擁護と情報提供を基本サービスとし，かつ次の4つのサービスのうち2つ以上を不特定多数に提供していること
　・介助サービス
　・ピアカウンセリング
　・住宅サービス
　・自立生活プログラム
④会費の納入が可能なこと
⑤障害種別を問わずサービスを提供していること

ピアカウンセリング

　1970年代にアメリカの自立生活運動の中で実施されたピアカウンセリングは，その後，日本においても自立生活センターを中心に紹介され，広まっていった〔1988（昭和63）年に，ヒューマンケア協会の主催により1回目のピアカウンセリング講座が開催された〕。そのころから現在に至るまでピアカウンセリングは，自立生活センターの活動の中でも最も重要な活動として位置づけられている。

　ピアカウンセリングは障害のある人が自らを再評価することで自己信頼を回復し，他者との関係を対等なものとして再構築していくことで周りの意識や社会を変えていくことを目的としている。

　ピアカウンセリングでは，既存のカウンセリングとは異なり，カウンセリングをする側（カウンセラー）と受ける側（クライエント）が対等な立場でお互いに話を聴き合っていく。カウンセラーがクライエントを尊重し，ありのままを受け入れることで，クライエントの自己肯定につながる。また，それまで抑えられていた感情を解放することで，理性的に考える力を呼び戻していくことができる。

　ピアカウンセリングは幅広い内容を指す。感情の解放を基本とした精神的な相談から，障害をめぐって生じる生活の悩みに対する相談，さらに，自立生活をするうえで必要な住宅や収入，介助など，ピアカウンセラーが障害のある当事者であるゆえに得た体験や情報を伝えていく活動も含まれる。また，ピアカウンセリングは本来の自分の力を取り戻し，地域で生きる力をつけるエンパワメントの方法でもある。

　自立生活センターで活動している障害のある人の多くはピアカウンセラーとして活動を行っているが，具体的には，①自立生活の実践者であり，自立生活に関する情報をもっていること，②クライエントに安心感を与えられる人であること，③クライエントのロールモデルになれる人であること，④人の話を十分に聴くことができる人であること，⑤クライエントを信頼し，感情の解放を援助することができる人であること，⑥福祉制度に関する情報に熟知していること，が求められる。ピアカウン

セラーは障害のある当事者であり，地域で自立生活をしているロールモデルとしての役割もあり，地域で自立生活を送るコツなど具体的方法を伝えることが期待される。また，障害のある人ということで受けてきた様々な傷や悲しみなどに共感をもって話を聴くことで，クライエントが安心して自分の悩みなどを話すことができる。以上，ピアカウンセラーはクライエントに自信を取り戻してもらい，新たな人生に取り組んでいくための支援を行う存在である。

ピアカウンセラーの養成研修

　ピアカウンセリング講座は障害のある人を対象にしているが，ピアカウンセラーとして活動したい人には必須の研修である。主に，公開講座，集中講座，長期講座の3種類の形態があり，セッションを中心としながらカウンセリングの技術を学んでいく。これらは単に用語や技術を覚えるのではなく，ピアカウンセリングを日常に取り入れ，何度となく体験することで，ピアカウンセラーとしての感覚を磨いていくことが重要となる。したがって，ただ研修を受ければいいというものではなく，いかに「自分の生活にピアカウンセリングを取り込み，自身の生活を豊かにしていくか」という視点が必要になる。講座は基本的に各地の自立生活センターで実施されている。自立生活センター以外で講座の開催する場合は，全国自立生活センター協議会のピアカウンセリング委員会あるいは自立生活センターから講師派遣を行っている。

　公開講座は，ピアカウンセリングを知ってもらうことを目的とし，簡単に体験してもらうための講座であり，半日～1日程度で行う。ピアカウンセリングは本来障害のある人のみで行うものであるが，障害のある人とかかわっている健常者にも有効性など基本の理論を知ってもらい理解を深めるため，障害のある人と健常者の両方を対象にすることもある。

　集中講座は，15～25時間ほど学ぶものとし，主に2泊3日のスケジュールで行われる。主に，障害のある人を対象に，ピアカウンセリングの基本の理論と方法を理解してもらうことを目的としている。具体的

なプログラムは，参加者の関係づくり，ピアカウンセリングの理論（講義），決めた時間を対等に分け合い交互にカウンセリングし合うことを意味するセッション，テーマに沿って，時間を対等に分け合って意見を述べ合うシンク・アンド・リッスン，ロールプレイ，情報提供などがある。ここでは理論を学ぶというよりセッションなど実践を通してピアカウンセリングの効果を実感し理解を深めることを重視する。自らがクライエントとして感情を解放することのよさを体感し，否定・批判されずに話を注意深く聴いてもらうことの心地よさを知ることを通して，カウンセラーとしてクライエントにどのように接することが有益なのかを理解することにつながると考える。最初は参加者のほとんどが，感情の解放に戸惑いや恥ずかしさを感じるが，講座を進めていく中で徐々に人前で感情を出すことができるようになり，それまで押し殺してきた様々な思いと向き合い，解放していくことができるようになる。

　長期講座は，40時間学ぶものとし，主に，3泊4日を2回行う，4泊5日または5泊6日で行う，そして，週1回，毎回3.5時間を目安に10～14週にわたって行う，の3つのパターンがある。この講座は，集中講座と同じように障害のある人が参加対象となり，ピアカウンセリングへの理解と実践力を深めることが目的である。主なプログラムは，カウンセラーとクライエントの体験を重ね，自分自身の感情の解放，パターンや抑圧からの解放を行う。さらに，自立生活センターについて，自立生活プログラム，自己主張トレーニング，リーダーシップなどを取り入れ，ピアカウンセラーとしての力量をつける。原則，この講座は集中講座を受講した人で，ピアカウンセリングの理解をより深めたい人やピアカウンセラーとしての力をつけたい人が受講するコースである。

　ピアカウンセリングを始めた当初は，5分間他人の話を聞いたり，自分の話をしたりするのが長いと感じていた人が，10分，20分と話を聴き合うことができるようになる。また，講座の当初は人前で話をするのが恥ずかしいと声が小さくうつむきながら話していた人も，講座の最終回のコミットメント（宣誓）では，自ら積極的に声を大きく堂々と宣誓を

するような変化があったりする。

　以上，ピアカウンセラーの3つの種類の講座について説明したが，すべてに共通していることは，障害のあるゆえに自信がもてなかった人が自らの自信を取り戻すだけでなく，仲間とつながり仲間を助けたいという思いに変わっていくことをも大切にしていることである。

ピアカウンセリングの広まり

　自立生活センターを中心に始まったピアカウンセリングは，当初は肢体障害，特に脳性まひや筋ジストロフィーなど重度の肢体障害のある人に広まっていった。ピアカウンセリングは障害種別を問わないで行われてきたため，少しずつほかの障害のある人たちが参加するようになってきた。そうした中で，知的障害のある人を対象にした講座が開催されることや，視覚障害のある人や聴覚障害のある人，精神障害のある人それぞれの講座が開催されるなどほかの障害にも広まってきた。中でも，精神障害のある人の参加が目立つほど増えてきている。

　障害の種別が異なっても「障害」という点ではピアであるため，障害のある人として受ける差別や抑圧など共通した経験から共感が生まれると考えるが，同じ種別の障害のある人同士であれば共通した経験をより共有できる。また，異なる障害の種別の人だと不安を感じることもあるが，自分と同じ種別の障害の人と知り合えるということが安心につながり，参加をするきっかけになるケースも少なくない。また，障害種別や参加者に応じて講座の進行などに配慮することもある。例えば，精神障害のある人がいる場合，こまめに休憩をとったりするなど参加しやすい環境をつくることも心がける必要がある。

　最後に，日本で広まったピアカウンセリングは2000（平成12）年頃から韓国を皮切りにタイ，フィリピン，マレーシア，ベトナムなどアジアの各国に広まりはじめ，現在では南アフリカなどアフリカ諸国や中南米のコスタリカなどへも広まっている。

　こうして国内外に広まってきたピアカウンセリングだが，まだまだピ

アカウンセラーの数が不足している。障害をもつ仲間を支援したいと思う新しいリーダーを育て増やしていくことが今後の課題である。

■引用文献
1) ジョセフ・P. シャピロ，秋山愛子訳：哀れみはいらない――全米障害者の軌跡．1999，現代書館，p.79-81.
2) 谷口明広：障害をもつ人たちの自立生活とケアマネジメント――IL概念とエンパワメントの視点から．2005，ミネルヴァ書房，p.60.
3) 同前，p.68.
4) 全国自立生活センター協議会 (JIL)：http://www.j-il.jp

(2) 知的障害領域における
ピアサポートの歴史と現状

　障害のある人にとってのピアサポートやピアカウンセリングの必要性や重要性は早くから認識されていた。しかし，身体障害領域や精神障害領域と比較すると，知的障害領域ではピアサポートの概念の普及および体制の確立の動きは少ない。しかしそれは，ピアサポートに代わる当事者活動等が発展し展開されてきたゆえである。

　本稿では，知的障害領域におけるピアサポートの歴史と現状について述べる。特に，ピアサポートと近い内容を有している，当事者活動の中でも代表的な「本人活動」や「ピープルファースト」等を取り上げ，これまでの流れを確認する。さらに，知的障害領域における当事者活動の特徴を検討し，ピアサポートとの相違・共通性を探る。それらを踏まえ，知的障害のある人のピアサポートの現状と意義を述べ，そして普及に向けた今後の課題を考える。

知的障害領域における当事者活動の発端

　知的障害領域における当事者組織には，2つのタイプがあるとされている[1]。ひとつは「既存の組織の中につくられた当事者組織」である。これは世界各国の障害児・者の親の会等の団体や権利擁護団体の運動の中にみられるものである。もうひとつは，「当事者自身の手によってつくられた当事者組織」である。

　知的障害領域における当事者活動の萌芽は，1960年代にさかのぼる。スウェーデンの知的障害者の親の会（FUB：Riksförbundet För barn, unga och vuxna med utvecklingsstörning）の活動の中で，1968年に知的障害のある当事者による会議が開かれたことがきっかけであったとされる[1]。その後，知的障害のある当事者の組織への参画が進み，1988年にはFUBの組織内に当事者理事が誕生するなどを経ながら，やがて知的障害のある当事者らは「クリッパン（Klippan）」と呼ばれる当事者組織として独立し

た。このように親の会等の組織の中に生じた当事者組織は，当事者自身の手によってつくられた当事者組織へと徐々に変じていくとされる[1]。

　当事者活動についての考え方は諸外国に伝わり，後者である「当事者自身の手によってつくられた当事者組織」が生まれていく。当事者自身の手によって組織されることとなるセルフアドボカシーの組織の萌芽は，1970年代である。1973年にアメリカのオレゴン州で知的障害のある当事者の会議が開かれた際の「私たちは障害者である前に人間だ」（ピープルファースト）という発言がきっかけとなり，知的障害のある当事者による権利擁護のための活動が開始された。以後これらはピープルファーストと呼ばれるようになる。1991年には，初の全国組織である「カナダ・ピープルファースト」が設立され，その後アメリカをはじめとする諸外国に活動が広がっていった。1993年にはカナダにてピープルファースト世界会議が開かれた。日本を含む多くの国々から知的障害のある人が参加したこの世界会議は，当事者による権利擁護活動が各国で展開されていく契機となった。

日本における知的障害のある人の当事者活動

　日本における知的障害のある人の当事者活動も，先に挙げた「既存の組織の中につくられた当事者組織」「当事者自身の手によってつくられた当事者組織」の2つの方向性をもっている。前者は全日本手をつなぐ育成会連合会（旧：社会福祉法人全日本手をつなぐ育成会。以下「育成会」）から派生した「本人活動」，そして後者は「ピープルファーストジャパン」として組織されている。

　河東田は，日本国内における知的障害のある人の当事者活動を概観し，日本における知的障害のある人の当事者活動の組織のあり方を上記2つの傾向を含む5つの形態に分類している。

「①施設内自治会または施設OBをも含んだ施設関連の当事者組織，
　②育成会または愛護協会等の既存の組織が関与した組織内当事者組織，
　③当事者団体が組織しようとしている当事者組織，

④当事者自身の手によってつくられた当事者組織．
　⑤各地域のしょうがい者青年学級や学習およびレクリエーションサークルを母体にした当事者組織」[2]

　日本での知的障害のある人びとが集まっての活動は，⑤にあたる「青年学級」が最も早い。養護学校（現在の知的障害特別支援学校）の卒業生と教員らが東京都墨田区で開いた「すみだ教室」が，その発端であった。1964年に開設された「すみだ教室」は学びの場のみならず，中学校や特殊学級（現在の特別支援学級等）を卒業した彼らの精神的安定と卒業後の支えの場として開催されていたとされる[3]。のちにこの活動は障害者青年学級（青年学級）と名称が変更され，開催場所も拡大し，参加者の自主性や主体性に重きを置いた活動へとシフトしていく[注1]。

　①については，各施設内の動きのため詳細な実態は不明であるが，各施設等の内部からの当事者活動の事例はいくつも報告されており，またそれらの一部は②や④に合流していくものもある。

　②の「本人活動」は，知的障害のある当事者（親から見て「本人」と呼ばれる）が自主的に集まって行う当事者主体的な活動のことを指す。1990（平成2）年にパリで開かれた国際知的障害者育成会連盟（ILSMH：The International League of Societies for Persons with Mental Handicap）の世界大会への知的障害のある当事者の出席を機に，1991（平成3）年の育成会40周年記念大会の際に，「本人部会」が設けられたことが当事者活動へのきっかけとなった。さらに，国際会議や当事者の国際交流に影響を受けて，1992（平成4）年には「さくら会」「札幌みんなの会」などの当事者組織が結成された。こうした各地での動きが「本人活動」と呼ばれるようになり，育成会に関する組織を中心として全国的に発展した。さらに「本人部会」は，2000（平成12）年以降は「本人大会」という当事者主体的な呼び名で定着し，現在でも毎年，育成会の全国大会の際に合わせて本

注1　「すみだ教室」は，現在では墨田区の地域教育支援事業のひとつとして運営されている。http://www.city.sumida.lg.jp/kosodate_kyouiku/tiiki_kyouiku_shien/sumidakyousitu.html（最終閲覧2018年9月30日）

人大会が開催されている。本人大会は開催現地の当事者実行委員会によって組織されている。こうした活動の積み重ねによって各地の本人活動が発展し，同時に当事者同士の全国的なネットワークも徐々に拡大している。

そして，③または④は，「ピープルファースト」と呼ばれている。1993(平成5)年のピープルファースト世界会議に参加した知的障害のある人たちによって1994(平成6)年に知的障害者全国集会が組織され，この会議が1998(平成10)年から「ピープルファースト全国交流集会」と称されるようになった[4]。1995(平成7)年にはピープルファーストジャパンが結成され，現在に至るまで，知的障害のある人たちが自分たちの権利を自分たちで守ること(セルフアドボカシー)を主たる目的として活動を行っている。ピープルファーストもまた現在に至るまで各地の実行委員による年1回の大会が開催され，全国的な交流と権利意識向上のための諸活動が継続されている。

ピアサポートと知的障害領域における当事者活動との相違・共通性

ここまで，日本における知的障害のある人の当事者活動の分類と展開について確認した。本稿では「本人活動」を例として，ピアサポートとの相違・共通性を検討してみたい。

先にも述べたが，「本人活動」とは当事者による主体的な活動である。「知的障害のある人が主体な活動を行っていること」「知的障害のある人が会の代表者となっていること」[5]の2つの条件をそろえていることで成り立つとされる。現在も育成会に関連して約250の団体があるといわれている[注2]。

本人活動には様々なスタイルが存在する。例えば，①地域(自立)型，②サービスシステム型，③部門型，④ネットワーク型，などである[6]。活

注2　ただし，本人活動の定義に議論の余地を残しているため，正確な数は不明である。

動内容は，①勉強会(障害基礎年金や療育手帳，権利や責任，対人関係等の社会的スキルを身につけること，話し合いとその進行方法等の学習)，②話し合い(生活や仕事等のテーマに基づいた意見交換，レクリエーション・活動の進め方の決定)，③レクリエーション(自分たちでやりたいことの企画，成功や失敗の蓄積)，④政策提言(本人決議文の作成，本人委員としての各種委員会等での意見表明，福祉サービス利用者との交流を通じた意見表明，サービスや制度の変革)などである[7]。また，知的障害のある当事者が作成した本人活動の説明書の中には，目的は「友達をつくる」「教養を高める」「楽しむこと」とされており，活動内容は「話し合い」「レクリエーション」「飲み会」「旅行や観光，博物館などの見学」「交流会やイベントの実施・参加」「生活上や仕事上などについてのお悩み相談」「セミナーやシンポジウムなどの学習会実施」「手をつなぐ育成会主催の各種大会の参加」とある[注3]。このように，本人活動の内容は非常に多岐にわたっており，地域性や会の方針によっても大きく異なることがある。

　本人活動は多岐にわたる活動の中に，セルフヘルプ機能と，セルフアドボカシー機能の2つを有するとされている[8]。

　セルフヘルプグループは同じような障害を有する人びとが集まってつくられるものであり，「共通の体験をもつものと出会い，体験に伴う『気持ち』や，体験に関連した問題を解決するための『情報』を知り，その体験を通して現れる『考え』，共通の『ニーズ』を分かち合うことができる」[9]ものである。ロールモデルと出会うなど，自らの人生が自分と周りが影響し合って変わっていくことに意義が認められるものである。

　セルフアドボカシーは「自分の利益や欲求，意思，権利を自ら主張し，自分自身，または他者のために権利擁護活動を行うこと」[10]である。さ

注3　社会福祉法人大阪手をつなぐ育成会は，全国の本人活動の拠点として情報の取りまとめや発信を行っている。引用した部分は，大阪手をつなぐ育成会のウェブサイトに掲載されている，本人活動団体「さいたまみんなの会」によって記された本人活動に関する説明書類である。
http://www.osaka-ikuseikai.or.jp/jigyo/syoukai/gaiyousetumei.pdf（最終閲覧2018年9月30日）

らに，花崎は，知的障害のある人が本人活動の中で「信頼できる仲間に出会う」「自分に力をつける新しい経験をする」「仲間の役に立つ自分」というプロセスを経ることで，自己確立に寄与することを指摘している[4]。

このように，本人活動の特性を掘り下げていくと，知的障害領域における当事者活動は，仲間同士のかかわりによって楽しさや主体性を見出すことに始まり，活動の中で自己確立や自己肯定がみられる点，さらにはピアカウンセリング的機能をはじめとするピアによる共感的理解と助言を含んでいる点などに，ほかの障害領域のピアサポートの概念および実践と重なる部分があるといえよう。しかし，余暇活動や生涯教育的な側面がみられる点，あくまでも当事者らの自発的な活動に支えられている点，また権利擁護的な運動体としての側面が強い点，当初から相談支援業務や専門職等を視野に入れたものではない点などには，福祉分野におけるピアサポートの概念や実践との相違がある。

知的障害のある人のピアサポートの現状

知的障害のある人の当事者活動は，ここまでみてきたような展開と特徴を有している。これらの当事者活動にはピアサポートがかかわる部分も含まれていたが，結果として，知的障害のある人の間ではピアサポートの概念および実践はさほど定着していない。本人活動やピープルファーストの活動の中で話し合いの場やサロン等を開き，それぞれの活動の中で相談の場を設けている場合が多く，知的障害のある当事者をピアサポーターとして自治体や福祉事業所が雇用している例は全国的にも少数である。各都道府県のウェブサイトや福祉関連の情報源には，ピアサポーターに相談したい場合の連絡先等を記してある場合が多いが，知的障害のある人の場合はピアサポーターの雇用が成立していないことも多く，当事者の話を聞きたいという知的障害のある人やその家族からの要望が寄せられた場合に，各地の知的障害者関連団体が適切と思われる当事者や保護者を紹介するという方法をとっているケースも多々みられる。

とはいえ，それは知的障害領域にピアサポートが不要であるということを意味するわけではない。少ないながらも例を挙げれば，阿部は，東京都国分寺市障害者センターでの「知的障害ピア協力員」の状況を取り上げ，ピア協力員が事例検討会に出席して意見を出した事例を挙げている[11]。阿部は，ピア協力員が利用者本位の支援についての問題提起をした点を挙げ，ピア協力員は福祉の専門家ではないが，ピア協力員が当事者の立場で利用者と接することがセンターにとって大きな財産であることを述べている。特に知的障害のある人への支援では，利用者の主体性や意思決定の尊重が問われる。自らの意思を表現することに難しさのある知的障害のある人にとっては，ピアサポーターが相談支援業務にかかわって利用者主体的な支援を促進することに非常に大きな意義があるといえよう。

知的障害領域とピアサポート普及のための課題

知的障害領域では，本人活動等の当事者活動のさらなる展開と発展が見込まれうる。しかし，それらが福祉の領域においてのピアサポートの普及に直結はしていないことを確認した。一方で，ピアサポートが当事者主体的な福祉のあり方に大きく寄与する可能性を示唆した。知的障害のある人にとっての当事者主体性を重視するならば，福祉の領域でのピアサポートは必要なものであると考えられる。そこで本稿のまとめとして，知的障害領域におけるピアサポートの普及のための課題を4点述べておきたい。

1点目として，知的障害のある人が福祉やそしてピアサポートとつながるための課題がある。知的障害のある人の生活も，家族と一緒の生活あるいは入所施設での生活だけでなく，グループホームや一人暮らし，また新たな家族を得ての生活など，様々な形態へと広がっている。就労の幅も近年ずいぶん広がっており，ピアからのアドバイスや助言の必要性は増加しているといってよい。しかし，相談したいと思ったときに相談できる相手に出会えるかどうか，また当事者で同じような経験のある

人物に出会えるかどうかは難しさを残している。相談があった際にはピアサポーターとピアサポートが必要な人たちがうまくマッチングできる機能や場が必要である。地方自治体等のピアサポーターのマッチングは，福祉事業所や知的障害者関連団体が担っていることが多いが，それだけではなく，すでにある本人活動のサロンや，ピープルファーストの活動などと連携することによってうまく機能する可能性がある。すなわち，ピアサポートの概念および活動を知的障害領域に広めていくにあたっては，現在までの知的障害領域における当事者活動とのすり合わせおよび協力体制の構築が急務であるといえる。

　そもそも，当事者活動や当事者組織の実践においても，そうした活動や組織にアクセスすることが困難な知的障害のある人にどうアプローチするかがこれまで課題とされてきた[12)13)]。ピアサポートを必要とする人びとがピアサポートの存在をどのように知るかについて，情報の受発信に困難の多い知的障害のある人には難しさがある。本当にピアによる支援が必要な人に，ピアサポートの存在を知ってもらえるような告知のあり方もまた課題となろう。

　2点目として，ピアサポーターになれる知的障害のある人を養成していくことが挙げられる。現在の日本の当事者活動では，本人活動やピープルファーストの当事者リーダーを担える人材が少しずつ育ちつつあるが，リーダーやファシリテーターができる人がピアサポーターとして適切であるとは必ずしもいえない。障害特性により，知的障害のある人はコミュニケーション自体に難しさを有する人びとが多い。相手を受け入れる傾聴ができ，かつピアとして自分の経験を言語化し適切な形で伝えることができる人は限られることが予想される。コミュニケーション特性を考慮したうえで，傾聴の技術獲得などに配慮した知的障害ピアサポーターの養成のあり方を検討する必要がある。

　3点目として，知的障害のある人のピアサポートを効果的に行うための，話しやすい場の創出方法の追究が挙げられる。知的障害の障害特性として，慣れない状況や，初めての相手とのコミュニケーションにおい

て，視線が合わない，過緊張で話せなくなってしまう，自分の興味のある話だけを繰り返してしまうなど，様々な場面が想定される．コミュニケーション特性や必要に応じて，支援者や意思疎通に長けた人の同席，グループでのディスカッション，意思疎通のための絵カードやコミュニケーションボードの導入など，サポーターとクライエントの双方が話しやすくなる工夫が多彩な形で求められる．これは，いますでにある当事者活動の中での活発な意見交換の場面を参照しながら，より具体的な形で追究し実践していく必要がある．

4点目として，知的障害者福祉の領域におけるピアへの意識と体制の変革を挙げる．現在，知的障害のあるガイドヘルパーの例などはきわめて少なく，知的障害のある人の福祉職としての就労はきわめて限られた形となっている．すなわち福祉の領域では，知的障害のある人が知的障害のある人を支援するという図式がほとんど想定されてないのである．これまでの福祉領域における被支援者としての知的障害のある人のイメージが，ピアとして活動できるはずの知的障害のある人の生活領域や相談支援等の機会を狭めていることが推測される．これからの知的障害のある当事者の就労のひとつの形態として，また自らの人生に誇りをもって他者とかかわる機会をもつということを支えるためにも，知的障害のある人が当事者活動や相談支援業務に携わりやすい体制を整えることや，相談支援にかかわる福祉職従事者の意識の変革が課題となる．

■引用文献
1) 河東田博：当事者を中心に据えた組織・社会をつくる．パンジーさわやかチーム；林淑美，河東田博編著：知的しょうがい者がボスになる日―当事者中心の組織・社会を創る．2008，現代書館，p.13-25．
2) 同前，p.19．
3) 西村愛：社会は障害のある人たちに何を期待しているか―生涯学習実践から知的能力をめぐる問題を考える．2014，あいり出版．
4) 花崎三千子：発達障害者の「自己理解」を深める支援―肯定的な自己像の獲得を基盤とした自己確立と本人活動．発達障害研究2002：24(3)，280-292．
5) 穂積功一：知的障害者の本人活動の歴史的発展と機能について．吉備国際大学社会学部研究紀要2007：12，12-18．
6) 社会福祉法人全日本手をつなぐ育成会：本人活動支援2004．2004，社会福祉法人全日本手をつなぐ育成会，p.7-8．

7) 同前, p.8-9.
8) 穂積功一：知的障害者の本人活動の歴史的発展と機能について．吉備国際大学社会学部研究紀要2007：12, 11-22.
9) 同前, p.18.
10) 同前, p.19.
11) 阿部由美：事例検討に学ぶ―ピア相談員が定期的に行ってきた事例検討の意義と支援現場での変化．さぽーと2014：61(8), 32-35.
12) 沖倉智美：知的障害をもつ本人の自己決定への関わり―本人活動支援の実践的考察．社会福祉士2000：7, 182-189.
13) 古井克憲：日本における知的障害者の当事者活動・当事者組織―先行研究の分析と整理を通して．社会問題研究2012：61, 59-68.

(3) 精神障害領域における ピアサポートの歴史と現状

❶ 日本の精神障害ピアサポートの歴史
精神障害ピアサポートの源流

　精神保健福祉の先進国である北米では，ピアサポートの起源はビアーズ（Beers）の精神衛生運動[1]（1923）であるといわれている[2]。その後1935年にはAA（Alcoholics Anonymous）がアルコール依存症者の「酒をやめたい」という同じ課題をもった者同士が希望をもち他のアルコール依存症者を助けたいという思いからセルフヘルプグループ（自助グループ）として始まっている[3]。さらに，1940年代から1960年代にかけてファウンテンハウス（Fountain House）から始まったクラブハウスモデルが確立された。当時は脱施設化が大きく展開されて，精神障害のある人を「コンシューマー」と呼ぶようになっていった。そのころから，コンシューマーによる精神保健福祉サービスを提供する活動は始まっている。1970年代の重度障害のある人による自立生活運動やセルフヘルプ運動も拡大することにより，当事者活動が活発化し，精神障害のある人のセルフヘルプ活動やセルフヘルプグループは増えていった。1970年代に入ると専門職主導の精神保健福祉システムを批判したオルタナティブサービス[4]が発展して，1980年代にはコンシューマーリズム，コンシューマー運動が発展していった。

　1990年代に入ると，精神障害のある人の手記がジャーナルに多数掲載されるようになり，そこからリカバリーの概念が発展していった[5][6][7]。アメリカでは1980年代後半よりピアサポーターが増加していったが，2000年代になると「認定スペシャリスト」の制度化が進み，現在では「ピアスペシャリスト」（peer specialist）と，呼称も統一されている。2004年には全米ピアスペシャリスト協会（NAPS：The National Association of Peer Specialist）が設立されている。いまや精神障害ピアサポートが精神保健福祉システムに組み込まれて，当事者が政策決定に参画する

ことが当然のこととなっている。

　日本においても，海外のピアサポートの実践としてクラブハウスモデル，ザ・ヴレッジやアメリカのマディソン郡のソア（SOAR：Student Orientation, Advising, and Registration）におけるコンシューマーとの協働の実践等が報告され[8)9)]，加えてリカバリーの概念が紹介された[10)11)]。そして，セルフヘルプ活動やコンシューマー運動の発展等を通して，ピアカウンセリングやピアサポート活動は身体障害のある人の自立生活運動[12)]，知的障害のある人のピープルファースト，精神障害のある人の地域生活支援活動にまで広がってきた。

精神障害者の地域生活支援活動から
セルフヘルプグループの活動への展開

　日本において「ピアサポート」という用語が使われるようになったのは，2000年代に入ってからである。しかし，「仲間の支援」や「支え合いの活動」は1970年代から開始されてきた歴史がある。AAのセルフヘルプグループは1975年に日本で初めて日本語の「12のステップ」が使用されミーティングが開かれている。そこでは，飲まない生きかたを続けるにあたって，また，AAの回復のプログラムを実践するにあたって，メンバーはより経験のあるメンバーに相談や助言，提案をもらい，その助言者を「スポンサー」，受けるメンバーを「スポンシー」，その一対一の関わりを「スポンサーシップ」と呼び「スポンサー」が「スポンシー」に問題と解決と行動のプログラムを案内し回復へと導くのである。そして，その「スポンシー」が回復したら，今度はその人が「スポンサー」となって他の仲間を回復へと導く[13)]。

　一方，精神障害のある人の地域生活支援活動において，「仲間の支え合い」「仲間づくり」という実践と理論を初めて示したのは，「やどかりの里」の創始者の谷中輝雄である。

　谷中は，1969（昭和44）年に精神医学ソーシャルワーカーとして精神科病院に勤務し，患者の「退院したい」という思いを受け止め，「働く場」

の確保と,住む場として「中間宿舎」(ホステル)の活動を1970(昭和45)年に開始した。それがやどかりの里の起源である。当時の日本の精神科医療は急速に精神科病院が増加していった時代であり,院内の外勤訓練や作業療法等の社会復帰活動が始められた時期でもあった。しかし,地域で生活を支える仕組みはまったくなかった。試みとして公設の精神科デイケアや,共同住居が始められた時期であった。精神障害のある人への施策は「医学モデル」として,位置づけられていた時代であった。

その後,やどかりの里は責任の所在をめぐり,医療とは別枠に社会復帰施設としての活動へと発展した。施設化の危惧から「中間宿舎」を廃止して,地域でアパート暮らしを支え,働く場については,作業ではなく一般就労への支援をすることにした。やどかりの里では,仲間づくりを目的としたグループ活動を開始し,その終了生らが仲間の支え合いの回復者クラブへと活動展開していった。谷中は仲間の支え合いの活動を通して,仲間の効用を当事者の体験談から10項目にまとめている[14](表3-1)。これらの仲間づくりでは,「体験の分かち合い」が大切にされ,自分自身の病の体験を語ることを目的としたグループミーティングが核になっていた。

地域生活支援活動において「ごく当たり前の生活の実現」という理念を取り上げ,「生活のしづらさ」を「生活者の視点による福祉的援助」「仲間の支え合いの支援」の実践によって実証していった。そこでは,当事者の体験の出版物や体験発表会や体験を語る講師活動も盛んに行われている。

表3-1 仲間の効用

①同じ悩みをもった者同士	⑥仲間は目標である
②仲間の前では嫌なことや気になることもいえる	⑦仲間の突き上げで教えられる
③仲間は決して傷つけ合わない	⑧仲間によって自信がつく
④仲間という意識は調子の崩れも食い止めることができる	⑨仲間によって揉まれる
⑤仲間は鏡である	⑩仲間の中で自分を取り戻す

当事者同士の仲間の支え合いから精神障害のある人のセルフヘルプグループが多く生まれていった。1960年代前半には外来患者の集まり（退院者クラブ）や病院内自治会からセルフヘルプグループが始まった。1960年代には1967（昭和42）年に初声荘病院において「あすなろ会」など，7つのグループが発足している。1970年代に入ると精神障害のある人がメディア等にも積極的に登場して発言していく。その影響は大きく，1970年代に都内において5つのセルフヘルプグループが発足し，地域におけるセルフヘルプグループに関する勉強会等も開催されるようになった。1980年代になると自分たちの活動や体験を地域社会に発信する活動が活発になり，1980（昭和55）年に静岡の「藤枝友の会」をはじめ，1983（昭和58）年には「北海道精神障害者回復者クラブ連合会」，1986（昭和61）年に「川崎市精神障害者回復者クラブ連合会」，同年「神奈川県精神障害者連絡協議会」，1989（平成元）年には「東京都精神障害者団体連合会」が結成されるなど，都道府県レベルの組織化が活発になっていった。当時の精神障害者のセルフヘルプグループは143グループ確認されている。1991（平成3）年には，「JHC板橋会」でセルフヘルプリーダー養成が始まり，1993（平成5）年には「全国精神障害者団体連合会」（初代会長：小坂功）が結成された。セルフヘルプグループは，力をもち社会的や役割を担うまでに飛躍していった[15]。

▶ セルフヘルプグループが運営するピアサポート活動への展開

　精神障害のある人のセルフヘルプグループが台頭していく中で，当事者が中心になって運営するピアサポートは，1978（昭和53）年にアルコール依存症のリハビリテーションデイケア施設「三ノ輪マック」が誕生し，全国的に広がり，また1970（昭和45）年に発足した精神障害者回復クラブ「すみれ会」が1985（昭和60）年から作業所を当事者運営で開設したことが始まりである。

　その後，そのピアサポートの活動は全国に広がっていった。東京都内で当事者である加藤真規子が1998（平成10）年に特定非営利活動法人を

立ち上げ,「神障害者ピアサポートセンターこらーる・たいとう」を開設し,さらに現在では就労継続支援B型としてカフェを運営している[16]。長野県では2007(平成19)年にセルフヘルプグループである「ポプラの会」が「地域活動支援センターポプラ」を創設した。千葉県では2008(平成20)年に千葉県こころの病・経験者ネットワーク「ぴあ・さぽ千葉」が発足し,翌年特定非営利活動法人として地域活動支援センター「そらのまめ」を開設している。大阪では府のピアサポーター養成講座の修了生からなる「ピアサポートを考える会」が2004(平成16)年に活動を開始し,2013(平成25)年に「さかいピアサポネット」と改名している。さらに,札幌,福岡など当事者が中心となって障害福祉サービス事業所を立ち上げ,当事者運営によるピアサポート活動が広がっている[17]。

被雇用としての精神障害ピアサポート活動の拡がり

1990年代には「JHC板橋会」がアメリカカリフォルニア州サクラメントの実践から学んだピアカウンセリング講座の活動を始めたことから,ピアカウンセリングが全国に広がっていった。1996(平成8)年に示された「精神障害者地域生活支援事業実施要綱」(厚生省保健医療局長通知)の中で,仲間づくりやリーダー育成などのピアカウンセリングなど当事者の体験を生かした運営が盛り込まれるようになった。2000(平成12)年4月には域生活支援センターにピアカウンセリングが位置づけられ,精神保健福祉システムにおけるセルフヘルプグループ支援やピアカウンセリング事業の導入への土壌が生まれつつあった。そして,地域生活支援活動において当事者が「支援者」としての役割を担うことが近年増えていく中で「精神障害者ピア・カウンセラー養成事業」などをモデルに,当事者の体験を生かして雇用される機会をつくったのは,2001(平成13)年に大阪府の単独事業として開始した「精神障害者ピア・ヘルパー養成講座」である。この事業では当事者の体験を生かしたホームヘルプサービスを提供することで,利用者のエンパワメントと就労の機会の拡大が期待された。この事業により,17名のピアヘルパーが就労することがで

き，2012（平成24）年には10周年記念交流会も開催され，全国からピアヘルパーで活躍している当事者や関係者約130名が集まった[18]。

さらに，全国に精神障害ピアサポートが広がる大きなきっかけは，2000（平成12）年に大阪府が全国に先駆け「社会的入院解消事業」として「大阪府退院促進事業」を始め，同年8月に4事業所から始めた「退院促進ピアサポーター事業」において，体験を生かした当事者が自立支援員として雇用され活動するようになったことである[19)20]。2003（平成15）年には，全国に国のモデル事業として精神障害者退院促進支援事業（現：精神障害者地域移行・地域定着支援事業）が始まり，2004（平成16）年には，北海道や長野県などが「ピアサポーター」として自立支援員を雇用するようになった。さらに2006（平成18）年に国の事業として始まると，全国的に「ピアサポーター」が支援員として活用されるようになった。

精神障害ピアサポーターの育成への展開とネットワーク化へ

2009（平成21）年度から，国の研究補助事業として「精神障がい者のピアサポートを行う人材を育成し，当事者の雇用を図るための人材育成プログラム構築に関する研究」としてモデル研修が始まった。2010（平成22）年には，研究事業により「ピアサポートの人材育成と雇用管理等の体制整備のあり方に関する調査とガイドラインの作成」において，人材育成と雇用のガイドラインが作成された。そして，2011（平成23）年より「精神障がいピアサポート専門員養成検討部会」によって，養成テキストが作成された[21]。2010（平成22）年に精神障害者地域移行・地域定着支援事業において，「ピアサポートの活用」が明記され，ピアサポーターの費用が計上されたことにより，全国各地でピアサポーターの養成が行われた。そこから，ピアサポーターとして従事する当事者が増えていった[21]。

一方2009（平成21）年にはピアサポーターに関する全国実態調査が実施され，①ピアサポーターによる生活支援，②ピアサポーターによる病院訪問，③1対1でのピアカウンセリング，④ピアサポートグループ，と

大きく4つの活動の類型を示している。この調査の中で，報酬を受けてピアサポーターに従事している者が多くなっているものの，雇用されているピアサポーターはいまだ少ない傾向があることが報告されている[22]。その要因として，2012（平成24）年の障害者自立支援法〔現：障害者の日常生活及び社会生活を総合的に支援するための法律（障害者総合支援法）〕が成立し，地域移行・地域定着支援として個別給付化されることにより，地域相談支援の中で「ピアサポートの活用」の明記はされているものの，予算計上がなくなり雇用の広がりに影響を受けたと推察される。しかし，「ピアサポーター」の効果が実践の中で見えてきたこともあり，地域移行支援に限らず障害福祉サービスの事業所や精神科デイケア等医療機関において従事する「ピアサポーター」も増えてきた。

2012（平成24）年には，相川章子による研究プロジェクトのもと「第1回ピアスタッフの集い」が開催され，2014（平成26）年に「日本ピアスタッフ協会」が設立されている[23]。「ピアスタッフの集い」は毎年開催され，2018（平成30）年度までに7回開催されている。

2015（平成27）年には，先に述べた「精神障がいピアサポート専門員養成検討部会」から発展した「精神障がい者ピアサポート専門員研修企画委員会」での議論の結果，同年4月1日に，「一般社団法人日本メンタルヘルスピアサポート専門員研修機構」が設立され，以降毎年精神障がいピアサポート専門員養成が実施されている。

一方，千葉県では2015（平成27）年に県の事業として，ピアサポート専門員の養成研修を開始した。3日間の基礎研修と，3週間の障害福祉サービス事業所や医療機関などでの実習の後，2日間の専門研修を行い，修了者には千葉県知事による修了証が出されている。すでにピアサポーターとして従事している受講者も多く，ピアサポーターの継続と雇用の広がりが期待されている[24]。

2015（平成27）年には，「障害者総合支援法施行3年後の見直しについて―社会保障審議会障害者部会報告書」（平成27年12月14日）において，「精神障害者の地域生活の支援」の箇所で「地域移行や地域生活の支援に

有効なピアサポートを担う人材等の育成・活用を進めるとともに、地域生活を支援する観点等から医療と福祉との連携を強化する必要がある」と明記された[25]。ますます、精神障害ピアサポーターの力が必要とされ、その支援体制を構築していくことが求められている。

　精神障害ピアサポートの発展は、精神障害のある当事者の仲間づくりからセルフヘルプグループの活動が発展してきてピアサポートの土壌が培われ、2000年代にリカバリープログラムとしてピアカウンセリングを始め、WRAP (Wellness Recovery Action Plan：元気回復行動プラン) やIPS (Intentional Peer Support)、当事者研究、リカバリーカレッジ (recovery college) などの浸透もピアサポートの発展に寄与してきたといえる。

■引用文献
1) Beers CW：A mind that found itself, Garden City. 1923, NY：Doubleda (江畑啓介訳：わが魂にあうまで. 1980, 星和書店).
2) Mowbray CT, Moxley DP, Jasper CA, Howell LL：Consumers as Providers in Psychiatric Rehabilitation. 1997, International Association of Psychosocial Rehabilitation Services.
3) Alcoholics Anonymous World Services Inc.：Alcoholics Anonymous. 1939. Alcoholics Anonymous World Services Inc. (NPO法人AA日本ゼネラルサービス訳：アルコーホリックス・アノニマス. 2002, NPO法人AA日本ゼネラルサービス).
4) Chamberlim J：On our own, Patient-controlled alternatives to the mental health system. 1978, New York：Hawthorne (中田智恵海監訳：精神障害者自らの手で—今までの保健・医療・福祉に代わる試み. 1996, 解放出版社).
5) Anthony WA：Recovery from mental illness.：The GuidingVision of the Mental Health Service System in the 1990s. Psychosocial Rehabilitation Journal 1993：16 (4), 11-23.
6) Deegan PE：Recovery, the lived experience of rehabilitation. IJPR. 1988：11 (4), 11-19.
7) Deegan G：Discovering Recovery. Psychiatr Rehabil J. 2003：26 (4), 368-376.
8) 木村真理子：(リカヴァリを志向する精神保健福祉システム—当事者活動の拡大に向けて (その1) リカヴァリの理念), 精神科看護2004：31 (3), 48-52.
9) 木村真理子：精神病からのリカヴァリとリカヴァリを促進する精神保健システム. 精神保健福祉2003：34 (3), 241-241.
10) 野中猛：病や障害からのリカバリー. 作業療法ジャーナル2003：33 (6), 594-600.
11) 野中猛：リカバリー概念の意義. 精神医学2005：47 (9), 952-961.
12) 安積遊歩, 野上温子編：ピアカウンセリングの名という戦略. 1999, 青英舎.
13) ジョー・マキュー, 依存症からの回復研究会訳：ビッグブックのスポンサーシップ—依存症から回復する12ステップ・ガイド. 2007, 依存症からの回復研究会, pp. 31-37.
14) 谷中輝雄：仲間づくりの方法と実際 (精神衛生実践シリーズ7). 1985, やどかり出版, p.163-167.
15) 田中英樹：精神障害者の地域生活支援—統合的生活モデルとコミュニティソーシャルワーク. 2001, 中央法規出版.
16) 加藤真規子：精神障害がある人々の自立生活の可能性—当事者ソーシャルワーカーの可能性. 2009, 現代書館.

17) 金文美, 橋本達志, 村上貴栄：事例でわかるピアサポート実践―精神障害者の地域生活がひろがる. 2014, 中央法規出版.
18) 行實志都子：大阪府の精神障害ピア・ヘルパー制度について. 精神科臨床サービス 2013：13(1), 62-65.
19) 坂本智代枝：精神障害者のピアサポートの有効性の検討―当事者自立支援員のグループインタビューを通して. 大正大学研究紀要(人間学部・文学部) 2007：92, 314-301.
20) 坂本智代枝：精神障害者のピアサポートにおける実践課題―当事者とパートナーシップを構築するために. 大正大学研究紀要(人間学部・文学部) 2008：93, 172-190.
21) 相川章子：精神障がいピアサポーター―活動の実際と効果的な養成・育成プログラム. 2013, 中央法規出版.
22) JHC板橋会：クラブハウスモデルによる精神障害者の自助活動実践と地域活動支援センターにおけるピアサポート活動の比較研究, 2009平成21年度障害者保健福祉推進事業.
23) 原田幾世：3-3-1 ピアサポート. 精神保健医療福祉白書編集委員会編：精神保健福祉医療白書2017―地域社会での共生に向けて. 2016, 中央法規出版, p.87.
24) 在原進：3-3-2 ピアサポート専門員研修. 精神保健医療福祉白書編集委員会編：精神保健福祉医療白書2017―地域社会での共生に向けて. 2016, 中央法規出版, p.88.
25) 厚生労働省：障害者総合支援法施行3年後の見直しについて―社会保障審議会障害者部会報告書, 2015.

❷ 精神障害領域におけるピアサポーター養成

はじめに

　全国に様々なピアサポーターの養成形態がある現状で、2016（平成28）年度より「障害者ピアサポートの専門性を高めるための研修に関する研究」（障害者政策総合研究事業）[1]によって、ピアサポートに従事するための標準カリキュラムの整理および養成研修の検討がなされている。この研究において、特に精神障害領域におけるひとつのモデルとなっているものが、「精神障がい者ピアサポート専門員養成研修」である。

　2011（平成23）年より実施されていた「精神障がい者ピアサポート専門員養成研修事業」〔2011～2013年は社会福祉法人南高愛隣会、2014年は一般社団法人障がい者福祉支援人材育成研究会が独立行政法人福祉医療機構社会福祉振興助成事業（いずれも単年度事業）の助成を受けて実施〕は、日本メンタルヘルスピアサポート専門員研修機構（以下「ピアサポート専門員研修機構」）の設立〔2015（平成27）年〕に伴い受け継がれ、「精神障がい者の日常生活や社会生活の総合的な支援のため、同じ経験をもつ仲間としてサポートを行う「精神障がい者ピアサポート専門員」の普及、養成を行い、もって精神障がい者の福祉の発展及び国民の精神保健の向上に貢献する」することを目的に、現在も研修事業がなされているところである。

　本稿では、精神障害領域において、これまでのピアとしての様々な取組みを参考にしつつ、「精神障害からの（自らの）リカバリーをもとに、精神的困難を抱える人のリカバリーをサポートする人」としての役割を担うべく、ピアサポート専門員の養成を目的とする研修機構の設立に至るまでの流れ、そしてその養成研修について、記述していく。

先行するアメリカのピアスペシャリストを参考に─①研修

　最初の具体的な研修構築のための第一歩は、2009（平成21）年度に実施された「精神障害者のピアサポートを行う人材を育成し、当事者の雇用を図るための人材育成プログラム構築に関する研究」[2]（特定非営利活動法人十勝障害者サポートネット）になる。当時、わが国でもすでに、地域活

動支援センターや居宅介護事業所等でスタッフとして働いていたり，精神科病院へ訪問し退院支援を行うピアがいたりなどの活動はあったものの，それは各法人や各事業所などの独自の判断によるものであり，ピアサポートによる支援はどんなものなのか，どんな役割が有効なのかなどの整理がされていたわけではなかった。よって，不確かながらではあるけれども，精神障害者の地域生活等を支えたり，退院の動機づけなどに有効に作用したという事例などもがありつつも，雇用側としてはなかなか導入しづらい面もあったと思われる。また，ピアサポートを行う側もそれぞれが，現場で一人ひとりが様々な問題と向き合わざるを得なく，拠り所がない中で継続性や提供の仕方に不安定さがあったとされる。

　こうした実態を「ピアサポートが既存の精神保健医療福祉システムに体系的に位置づけられていないこと，ピアサポート活動を行うピアに対する研修や雇用の仕組みがないことにより生じるものである」とらえて，「継続性のあるピアサポート活動を行うための研修プログラムの開発と，雇用される活動について調査する」目的のもと，すでに雇用契約を締結した形でピアサポートが展開されているアメリカのウィスコンシン州マディソン市の取組みをもとに，最初の研修がモデル的になされたわけである。

　具体的な研修のあり方としては，マディソンモデルをもとに，現地から講師を招聘し実施した中央研修と，それを参考に帯広と千葉で行った伝達研修の2つから構成されていた。中央研修では5日間の研修日程で，「ピアサポート（ピアサポートとは何か，専門的なサポートとどう違うのか）」「リカバリー」「セルフケア」「リカバリーストーリー」「積極的傾聴」「記録のとり方」「守秘義務」「バウンダリー」「クライシスプラン」「危機介入」「ピアと専門職に分かれた意見交換」などで構成されていた。特筆すべき点として，ピアサポートに従事する当事者だけを受講対象とせず，健常者の専門職も同時に受講してもらうようになっていたことがある（伝達研修でも同様）。雇用契約に基づく職業性をもったピアサポートを広げていこうとした場合には，ピアサポートに従事する当事者の養成をする

だけでなく，雇用側になることの多い各専門職にも，ピアサポートについて知ってもらい，お互いに理解を深めていく必要があった（ピアサポートに従事する者と各専門職の双方を受講対象とする形態は，現在のピアサポート専門員研修機構の研修でも踏襲されている）。

　伝達研修については，日米間での「精神保健医療福祉システムの違い」を意識して，「根底にある真に必要と思われる概念的な要素」を中心に伝達する研修となった。よって，プログラムについては，「ピアサポートとは」「リカバリーとは」「リカバリーの条件」「バウンダリー」等となっており，核となる概念は伝えられるものであったが，講義形式の時間が多かったため「意見交換やフロアの考えを共有する時間が少なかった」という意見や，具体的に「活動するための技術や知識を身につけたい」といった期待には，十分には応えられなかったなどといういくつかの課題も残った。しかし，受講者の感想からは「2つの回復モデル」として，「私もこれからこんなふうに回復していけるんだという利用者からみた回復モデル」「専門家スタッフから見た精神障害者当事者の回復モデル」という役割が言語化されるなど，ピアサポートの有効性をピアサポーターの中で共有できるものとして，整理し始められるきっかけになったのではなかろうか。

　この研究は，翌年度の「ピアサポートの人材育成と雇用管理等の体制整備のあり方に関する調査とガイドラインの作成」（特定非営利活動法人ぴあ・さぽ千葉，2010年）[3]へとつながり，モデル研修も全国4カ所で実施された。その報告書の「今後に向けて」の中で，全国統一のテキストカリキュラムの必要性が，今後の課題のひとつであると示された。

先行するアメリカのピアスペシャリストを参考に──②テキスト

　2011（平成23）年，「ピアスペシャリストトレーニングマニュアル　第4版」[4]（全米ピアスペシャリスト協会）を和訳したうえで，日本にふさわしい項目をピックアップしていく作業を行い，「精神障がい者ピアサポート専門員（仮称）構築の働き方ガイドライン　第1版」[5]（社会福祉法人南高

愛隣会，2012年）が発行された。さらに翌年，全国ですでに活躍しているピアスタッフやピアサポートの研究者，専門職らによって構成された「精神障がい者ピアサポート専門員部会」によって，日本における研修プログラム（5日間で構成）についても議論を重ね，それに合うようにさらにテキストの改訂も行われ，「精神障がい者ピアサポート専門員養成ガイドライン　第2版」[6]（社会福祉法人南高愛隣会，2013年）が発行された。同書は，関係する職能団体や指定一般相談事業所，保健所や自治体などに，2万冊が配布された。

　2014（平成26）年度には，研修の積み重ねやピアスタッフ同士の議論も踏まえて，「協働」（ピアサポート専門員とほかの専門職による）について追記し，働くことや雇用主に求められることについてもより具体的に記される改訂がなされ，「精神障がい者ピアサポート専門員養成のためのテキストガイド　第3版」[7]が発行されるにいたった。「協働」については，現在のピアサポート専門員の養成課程においても，精神障害のある人当事者のリカバリーに寄与していくうえで重要視している要素である。

精神障がい者ピアサポート専門員養成研修と認定証発行

　前述した研究事業におけるモデル研修なども参考にしつつ，「精神障がい者ピアサポート専門員養成ガイドライン」をもとに，研修プログラムが検討され，2013（平成25）年度最初の精神障がい者ピアサポート専門員養成研修（以下「ピアサポート専門員養成研修」）が，札幌，東京，仙台の3会場にて実施された（独立行政法人福祉医療機構社会福祉振興助成事業の助成を受けて南高愛隣会が実施）。基礎研修では合計102名が受講し，その後の専門研修では，96名が受講した。

　ピアサポートにおける重要な概念の「リカバリー」や「リカバリーストーリー」「ストレングス視点」は，当然盛り込みつつ，日本の福祉制度の歴史や書類作成，また継続的に働くことなども講座として取り入れた，わが国に順応した実践的なものに近づきつつあるものであった。同研修は，翌年2014（平成26）年には，一般社団法人障がい者福祉支援人

材育成研究会に引き継がれ，基礎研修，専門研修に加えて，専門研修修了者を対象とした最初のフォローアップ研修（支援の現場を意識した構成）も実施された。

　いずれの年度も，1〜2カ月に1回は，全国のピアスタッフ，研究者や精神障害領域の各専門職らが集まり構成される研修企画委員会を通じて，研修のあり方やピアサポート全般について議論し，常に磨いていく過程を大切にしていた。

　2014（平成26）年の鹿児島研修では，県が緊急雇用創出事業臨時特例基金事業を活用し，医療法人などで雇用された精神障害のある当事者全員（8名）が，ピアサポート専門員養成研修（県と共催）を受講したうえで，支援の現場へと入っていくという試みもなされた。本取組みは，翌年の千葉県主催の「千葉県精神障害者ピアサポート専門員養成研修事業」にもつながった[注1]。

　2015（平成27）年には，ピアサポート専門員研修機構の設立に伴い，研修事業等も引き継がれ，2016（平成28）年に民間の認定証ではあるが，これまでのピアサポート専門員養成研修のすべてのカリキュラム（基礎研修・専門研修・フォローアップ研修）を修了した受講者を対象に，初めての「精神障がい者ピアサポート専門員」および「精神障がい者ピアサポート専門員サポーター」（健常の専門職対象）の認定証が発行された。2018（平成30）年7月現在，114名の精神障がい者ピアサポート専門員およびサポーターが認定されている。なお，同認定資格は，更新制をとっており，3年に一度，更新研修を受講しなければならない仕組みを採用し，法令の改定や支援の現場の変化に対応できるように，またピアサポート専門員としてのさらなる研鑽を目指せるようにしている。

注1　同研修修了者には，県知事名の修了証が発行された。

今後について

　ピアサポート専門員養成研修は，現在も全国のピアサポート専門員，ピアスタッフ，各機関で働く専門職などによる30名程度の研修企画委員会をもとに構成されている。研修の準備のための委員会によって，常にピアサポートの専門性についてや研修の点検・ブラッシュアップを目指す議論を積み重ねていくことを大切にし，さらなる研修の質の向上を目指しているが，研修資料準備や研修開催にかかる一人ひとりの委員への負担が大きく，1年で2地方の基礎研修・専門研修および東京でのフォローアップ・更新研修開催にとどまっている[注2]。

　よって，全国の受講を希望される方々に十分な機会が提供できているとはいえない。研修開催を拡充していくためにも，研修講師やファシリテーターを担える人材をさらに増やしていけるように，その育成に取り組んでいるところではあるが，数年後を目途に全国8地方区分それぞれで研修が開催できるように，人材育成のみならず総合的な体制づくりを目指していかなければならないと考えている。また，そうした展開時にも養成されるピアサポート専門員の質を維持・向上していくことが重要であるとともに，ピアサポートの有効性を追求し，その言語化を積み重ねて，さらに医療，福祉，行政の関係者にも知ってもらえるような働きかけが必要だと考える。その両輪の活動を通じて，精神障害者のリカバリーに有効なピアサポート支援が，地域生活等の中で当たり前のように受けられるようになることを祈念している。

■引用文献
1) 岩崎香（研究代表）：障害者ピアサポートの専門性を高めるための研修に関する研究，2016，平成28年度厚生労働科学研究費補助金 障害者政策総合研究事業．
2) 特定非営利活動法人十勝障害者サポートネット：精神障害者のピアサポートを行う人材を育成し，当事者の雇用を図るための人材育成プログラム構築に関する研究，2009，障害者保健福祉推進事業補助金事業．
3) 横山典子：ピアサポートの人材育成と雇用管理等の体制整備のあり方に関する調査とガイドラインの作成．厚生労働省平成22年度障害者総合福祉推進事業，2011，特定非営利

注2　2016〜2017年は「障害者ピアサポートの専門性を高めるための研修に関する研究」に全面的に協力していく関係上，フォローアップ・更新研修のみの開催となっている。

活動法人ぴあ・さぽ千葉.
4) National Association of Peer Specialists：Peer Specialist Training Manual. 4th edition, 2011, Recover Resources.
5)「精神障がい者ピアサポート専門員(仮称)育成ガイドライン」企画委員会事務局編：精神障がい者ピアサポート専門員(仮称)―構築の働き方ガイドライン．第1版，2013，社会福祉法人南高愛隣会，独立行政法人福祉医療機構社会福祉振興助成事業．
6) 精神障がい者ピアサポート専門員養成のためのテキストガイド編集委員会編：精神障がい者ピアサポート専門員養成のためのテキストガイド(精神障がい者ピアサポート専門員養成ガイドライン改訂版)．第2版，2015，障がい者福祉支援人材育成研究会，社会福祉法人南高愛隣会．
7) 精神障がい者ピアサポート専門員養成のためのテキストガイド編集委員会：精神障がい者ピアサポート専門員養成のためのテキストガイド．第3版，2015，障がい者福祉支援人材育成研究会．

（4）難病領域における ピアサポートの歴史と現状

　2015（平成27）年1月1日「難病の患者に対する医療等に関する法律」（難病法）が施行された。難病法における難病とは，「発病の機構が明らかでなく，かつ，治療方法が確立していない希少な疾病であって，当該疾病にかかることにより長期にわたり療養を必要とすることとなるもの」と定義されている。難病は，これまでの長年の研究により，遺伝子レベルの変異が一因であるものが少なくなく，人類の多様性の中で，その確率は低いものの国民の誰にでも発症する可能性があるということが分かってきた。

　患者や家族は，聞いたことのない病名を告げられ，治療方法がないことを知ると，目の前が真っ暗になり，途方もなく不安でいっぱいになり，何をどうすればいいのか分からなくなる。そんな患者・家族が同じ疾病の患者を求め，また同じ地域に暮らす希少な疾病の患者たちが集まり，難病の克服と難病を抱えても暮らしやすい社会となることを願って，様々な患者会（患者団体ともいう）が結成された。

　難病のある人のピアサポートは，このような患者会の活動により当事者相談として実施され続けてきた。やがて，各地の保健所や全国の都道府県に設置された難病相談支援センターの相談や交流の事業でもピアサポートが実施されるようになった。日本で難病対策が始まってから40年を超える年月が過ぎ，2015（平成27）年に難病法が施行されたが，ここでも重要な社会資源のひとつとして位置づけられており，ますますピアサポートの必要性は高まっている。

日本の患者会結成の歴史

　難病とは，医学的に明確に定義された病気の名称ではなく，いわゆる「不治の病」に対して社会通念として用いられてきた言葉である。そのため，難病であるか否かはその時代の医療水準や社会事情によって変化

する。戦前の日本では，結核が大変な難病として挙げられていたが，抗結核薬の開発で難病とはいえなくなった。しかし，医学の進歩や公衆衛生が向上し，医療技術の充実した現在においても，治療が難しく，慢性の経過をたどる疾病は多く存在している。

日本の患者会の歴史は戦後間もなくの結核やハンセン氏病患者の療養所から始まったといわれている。それは，療養所の中から「生きたい，治りたい」という患者の素朴な願いの声が上がり，療養環境の改善や，すでにアメリカで開発されていた特効薬を使った治療などを求めた患者運動が，患者会へと組織化されていったのである。1950年代になると，疾病別の患者会が結成されはじめる。1960年代には高度経済成長の推進過程にあり，労働災害，職業病，公害病，薬品や食品公害により国民の健康被害が増大するなどの社会問題として表面化されてきたことが背景にあり，多くの患者会が結成されている。

▶難病対策の発端となったスモン

日本の難病対策の発端のひとつとなったのがスモン（SMON：Subacute Myelo-Optico-Neuropathy）である。スモンは1955（昭和30）年頃に最初に確認され，1963（昭和38）年頃から各地で集中発生がみられた。その症状は，下痢，腹痛などの腹部症状に続いて両下肢のしびれ，歩行困難，視力障害などが現れる疾病である。原因が不明で治療法もなく，奇病だと恐れられ，地域や家族内に集団発生したために，伝染病ではないかという説も出て，国民の不安がいっそう大きくなっていた。1969（昭和44）年には「全国スモンの会」が結成され，原因究明や患者の救済を国や自治体に求める声が高まった。

1969（昭和44）年当時の厚生省（現：厚生労働省）と科学技術庁（現：文部科学省）は，スモンの原因究明のために全国的な研究組織として大型の研究班であるスモン調査研究協議会を発足させた。臨床医学，疫学，ウイルス学，病理学，薬学など基礎から臨床までの多くの分野の専門家のグループで多方面から原因と病態が研究された。そして1970（昭和45）

年に原因は腹部症状の治療薬として使用されていた整腸剤のキノホルムの副作用であると指摘された。キノホルムは使用停止となり，新規発症患者は激減した。1971（昭和46）年7月から治療法解明のために研究に協力し，入院した受療者には協力謝金の名目で月額1万円を支給された。各都道府県はこれとほぼ同額を上乗せして支給した。これが医療費公費負担の始まりとなった。1972（昭和47）年3月スモン調査研究協議会は「疫学的事実ならびに実験的根拠からスモンと判断された患者の大多数は，キノホルム剤の服用によって神経障害を起こしたものと判断される」と総括した。

日本の難病対策のはじまり

　スモン以外の希少難病にも関心が高まっており，スモンの研究体制により原因が判明したことから，ほかの難病に関する研究についても同様の方式が適応できるのではないかと期待され，それぞれの疾病の全国の専門家からなる調査研究班を組織して，原因の究明，治療方法の確立を推進することとした。また治療方法の確立のために研究に協力した患者に協力謝金を支給することとした。

　国は，難病についてはこれまで統一的な施策の対策として取り上げていなかったが，1972（昭和47）年10月「難病対策要綱」を作成し，難病対策として取り上げるべき疾病の範囲を，①原因不明，治療方法未確立であり，かつ，後遺症を残すおそれが少なくない疾病，②経過が慢性にわたり，単に経済的な問題のみならず介護等に著しく人手を要するために家庭の負担が重く，また精神的にも負担の大きい疾病，とした。

　この対策の進め方として，①調査研究の推進，②医療施設の整備，③医療費の自己負担の解消を3本柱として，日本の難病対策が本格的に始まった。研究の推進や医学・医療面からのアプローチと，患者への医療費の支援に重点を置いて行われてきたが，この難病対策要綱の策定後も難病患者等が置かれた厳しい状況やニーズの変化もあり，1989（平成元）年には第4の柱として「地域における保健医療福祉の充実・連携」が加え

られ，さらに1997(平成9)年には「QOLの向上を目指した福祉施策の推進」を第5の柱として加え，保健・医療・福祉の総合的な対策を推進することとなった。地域における保健医療福祉の充実・連携の事業のひとつとして，2003(平成15)年には難病相談支援センター事業が創設され，2007(平成19)年度には全国のすべての都道府県に難病相談支援センターが設置された。

▶全国組織として統一した患者会の結成

　患者会は様々な思いをもって結成されている。「同じ病気の人に会いたい」「同じ病気の人の経験を聞きたい」「病気のつらさを分かり合える仲間がほしい」「なぜこのような病気になったのか，どのような病気なのか知りたい」「原因や治療法を知りたい」「専門医を紹介してほしい」「偏見や差別がなくなるように病気のことを正しく知ってほしい」「自分と同じようなつらい思いをすることがないように社会に働きかけたい」。

　1950年代から患者会が結成されはじめ，1960年代には多くの患者会が結成されてきたが，1972(昭和47)年の「難病対策要綱」をまとめる国会審議や難病に関する報道がなされる中で，難病の患者会や支援団体がさらに多く結成された。

　個々に活動を続けてきた患者会が，全国を代表する連帯組織にまとまる第1段階として，疾病の枠を越え，共に協働する協議会として1972(昭和47)年4月に「全国難病団体連絡協議会」(全難連)を結成した。また，1975(昭和50)年11月には，慢性疾患の患者会などが集まり「全国患者団体連絡協議会」(全患連)が結成された。1970年代には，各地域において活動する様々な疾病の患者会が結集し，全国の地域ごとに難病連絡協議会(難病連)が結成された。これらの地域難病連は，1974(昭和49)年から連絡組織として，地域難病連全国交流会を設け，定期的に活動の経験交流などを行い，この交流から全国組織への思いが強まっていった。

　第2段階となると，これら地域難病連全国交流会や全難連や全患連は「ゆたかな医療と福祉をめざす全国患者・家族集会」「日本の医療・福祉

と患者運動を考える全国交流集会」などを開催する中で，統一組織への機運が高まり，1986（昭和61）年6月，地域難病連と全患連により結成された「日本患者・家族団体協議会」（JPC：Japan Patients Council）が誕生した。

第3段階として，JPCと全難連が合併し，名実ともに日本を代表する患者団体である「日本難病・疾病団体協議会」（JPA：Japan Patients Association）が結成された。このように多くの難病や長期慢性疾患の患者・家族らの思いと，これら患者会の長い歴史を引き継いできたJPAは，人間の尊厳が何よりも大切にされる社会の実現を目指し，すべての国民が安心して暮らせる医療と福祉の社会となるよう活動を行っている。

患者会の3つの役割

患者当事者の経験を活かしたピアサポートは，患者会の基盤となるものであり，当初から当事者相談として患者会の相談や交流の場で行われてきた。ピアサポート活動で大切とされていることは，患者会が活動の柱に掲げている「3つの役割」と重なっている。

▶自分の病気を正しく知る

まず第1は「自分の病気を正しく知る」ということである。

自分の病気はどういう病気なのか，服用している薬の効果や副作用はどのようなものがあるのかを知らない。診察を受けても何を質問していいか分からない。医師が忙しそうで質問できない。医師から「患者がそんなことを知ってどうするのか」と言われた。そんな経験をもつ人がいる。

身体の仕組みや疾病を科学的に理解しなければ，治療に前向きに主体的に対処できない。長期にわたる治療が必要な難病は，医師とのコミュニケーションが十分に行われることが必要であるが，現代医療においてもいまだに不十分である。知らないことにより漠然とした不安を抱き悩む人は多い。疾病情報はインターネットなどにより多くの情報を得ることができる時代となったが，これらの情報の中から，間違いのない正しい情報を見極めることは至って難しい。さらに自分にとって必要な情報を収集することも困難である。

患者会では疾病を正しく理解するために，患者に理解できる言葉で行う専門医による医療講演会や相談会を開催し，また機関誌やホームページなどでも学ぶことができるよう医療に関する情報を掲載している。病気を重症化させないための予防として日常生活に十分留意することが必要で，そのためにも病気を知り，医師に伝えなくてはならないことを伝え，聞きたいことを聞くことができ，医師とともに病気に立ち向かうことが大切である。同じ患者らの経験から，どのように医師に質問すればよいか，何に気をつけて日常生活を送ればよいかを知ることができる。

▶励まし，助け合う仲間をつくる

　第2に「励まし，助け合う仲間をつくる」ということである。
　病気のことを知っても，治療について学んでも，病気に立ち向かう勇気や病気と一緒に生活していこうという広い心をもっていなければ病気に負けてしまう。治らない病気だといわれ，これから先の将来も希望も失ったような気持ちになる。次々に現れる症状，よくなったり悪くなったりを繰り返し，よくならず進行していくことなど不安は尽きない。介護やお金の心配もあり，家族とともに暗くふさぎ込みがちになる。こんな状態では前向きな良い方向に考えることが難しい。
　こんなときに，励まし合い，助け合える仲間が必要である。同じような経験をした病気の仲間の存在を知ること，病気の仲間と話をすることで勇気づけられることがある。共通した経験により，分かり合えること，共感できることは多い。同じような疾病，同じような経験をもつ人とは言葉だけでなく通じ合うことができ，生きる勇気と希望をもつことができる。この共感は患者会の基本である。こうして患者会ではピアサポートが実施されている。

▶病気であっても希望をもって生きられる社会をつくる

　第3には「病気であっても希望をもって生きられる社会をつくる」ことである。
　病気を知り，生きる勇気をもつことができたとしても，社会の理解と支援がなければ，地域で暮らすことはできない。医療が必要になって初

めて医療のありがたさが分かる。福祉の援助が必要になって初めてその必要性が分かる。難病になって，こんなにも多くの困難があり，その解決方法がないことを知る。

安心して医療を受け，地域で暮らしていくために，患者会はたくさんの患者・家族や団体が寄り集まって連帯する。より大きなパワーとなって，偏見や差別を正し，人間として尊厳をもって生きることができる社会の実現に向けて，理解と支援を求める活動へと進化してきた。人びとの理解を得るには，私たちの経験を具体的に知らせることが最も効果的である。私たちは私たちの経験を土台として，同じ苦しみを味わう人が二度と出てこないように願って活動を行っている。

▶ 社会資源としての患者会

患者会で活動する中で，病気の知識を得て，病気とうまく付き合えるようになり，前向きに生きることができるようになる。また療養生活に必要な制度などの情報を得ることができる。患者・家族にはそんな力が身についてくる。

患者会は，当初は自分たちだけ，会員だけを対象としたものから，同じ病気の患者・家族を対象とし，やがて地域社会の人たち，そして国民全体を対象としたものへと発展してきた。設立初期には会員中心の交流会・相談会の開催，機関誌の発行であったものが，会員以外も対象とする医療講演会，ホームページやSNSでの情報提供，講演・講師活動，冊子発行，そして患者会の意見をまとめあげて請願・陳情など，社会への働きかけへと変化する場合が多くあるようになってきた。また，順番が逆で，社会への訴えから始まって社会への支援につなげていく例もみられる。

患者会では一人の患者にすぎなかった会員の中から，たくさんの経験を積み，多くの患者・家族から信頼され，活動の中核となる患者たちが生まれている。自分の経験を土台として，同じ病気の人たちの悩みや苦しみを共有し，共に悩み，その課題を見つける支援を行うことで，自ら

も気づき,さらに療養生活の幅を広げていく仲間「ピアサポーター」として相談支援活動を行っている。

会員にとどまらず,病気で悩み苦しむ多くの患者や地域の人びとが利用できる活動を行い,国の福祉や医療をよくすることを目指す患者会は,重要な「社会資源」のひとつである。

難病法でのピアサポート

難病法は2015(平成27)年1月1日より施行された。第2条の基本理念では,「難病の患者に対する医療等は,難病の克服を目指し,難病の患者がその社会参加の機会が確保されること及び地域社会において尊厳を保持しつつ他の人々と共生することを妨げられないことを旨として,難病の特性に応じて,社会福祉その他の関連施策との有機的な連携に配慮しつつ,総合的に行われなければならない」とされている。

この難病法には,研究促進や医療費助成,医療提供体制の構築,相談支援や福祉サービス,就労支援の充実など幅広い療養生活の環境整備を含んだ総合的な支援が掲げられている。難病患者を支える仕組みとして,厚生労働省難病対策課が示す「国民の理解の促進と社会参加のための施策の充実」の図3-1の中にも患者会・家族会の存在が表示されており,ピアサポートが社会資源であることを示している。

難病のピアサポートの現状

難病のある人は症状も多岐にわたっており医療と切り離せない生活が続く。また,外見からは分からない困難を大変多く抱えていたり,状態に変動があることなど,周囲に誤解を抱かれたり,理解を得にくいことがあり,このことがさらに生きにくい要因となっている。多くの支援を必要としているが,医療には限界があり,また福祉制度等も具体的支援はまだまだ少ない現状がある。

そのため,いまある社会資源を十分に活用するために,専門職の人びとと日常から顔の見える関係をもち,それぞれの専門性を生かせる連携

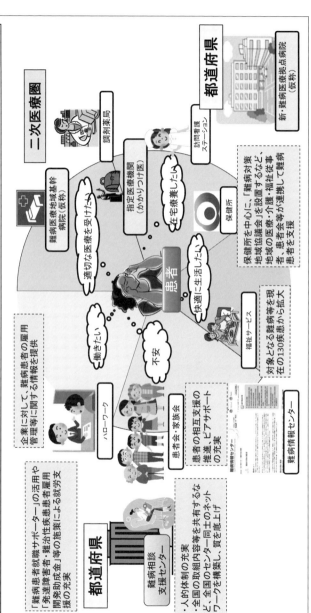

図3-1 「国民の理解の促進と社会参加のための施策の充実」
(厚生労働省難病対策課：資料)

体制をつくっておくことが必要である。経験をもつ当事者だからこそできるピアサポートは患者・家族のより具体的な問題解決に役立ち，勇気と希望を与えている。

　難病におけるピアサポートは，これまで「当事者相談」や「ピアカウンセリング」といった呼び方で実施されてきたが，いまでは「ピアサポート」という呼び方が多くなってきている。難病のピアサポートの多くは患者会活動として無償のボランティアで行われているものが多い。

　しかし，保健所で開催される相談会や交流会では，保健所からの依頼でそのつどピアサポートの場を設けられ，一部では謝金が支払われていることがある。また2003（平成15）年から全国の都道府県に設置された難病相談支援センターでは，患者当事者が運営主体となるものや職員として雇用されているもの，依頼によりそのつど対応するものがあるが，限られた予算の中で，ひとつの難病相談支援センターに常時多数の難病患者を雇い入れているところはほとんどなく，全国でも職員として活動しているピアサポーターはきわめて少ない。ピアサポートの多くは，患者会の活動により，無償で行われているのが多い現状といえる。

▶難病のピアサポーター養成研修の現状

　すべての患者会がピアサポート活動を行っているとはいえない。患者会は様々な目的で結成されており，様々な形態がある。ピアサポートを充実させるためには，ピアサポート活動を行う患者会を充実させることが必要である。

　日本難病・疾病団体協議会では，厚生労働省補助金事業である難病患者サポート事業により，患者会の新しいリーダーの養成と新たな患者会の結成に向けた研修会を実施している。さらに患者会の継続・発展を支援するためのフォローアップ研修会も実施している。これらの中で，ピアサポート活動に必要な知識を得られるよう難病のピアサポート養成研修を組み入れている。

　全国各地の難病相談支援センターでも難病ピアサポート養成研修が開

催されている．現在では，難病のピアサポート研修はまだ確立されておらず，各地で様々な方法を用いて実施されているが，2015（平成27）年度から実施されている厚生労働科学研究費補助金「難病患者への支援体制に関する研究班」（研究代表者 西澤正豊）において養成研修プログラムが構築されつつある．

　ピアサポートは社会資源として大変重要である．ピアサポーターを生み出し，育てる患者会への社会的支援や，ピアサポーターが有償により活躍できる場がさらに充実していくことが，新たなピアサポーターの創出につながり，質を高め合うことにもつながるものであると思われる．

■参考文献
- 厚生科学審議会疾病対策部会難病対策委員会：難病対策資料集（平成24年度）．2013，財団法人日本予防医学協会．
- 一般社団法人日本難病・疾病団体協議会：患者運動の歴史（JPA結成10周年記念号）．JPAの仲間2016：(3)．
- 伊藤たてお：患者会とは何か〜患者会の三つの役割．北海道難病連機関誌なんれん1981：23．
- 一般社団法人日本難病・疾病団体協議会：研修会報告書2014．2015，平成26年度難病患者サポート事業，厚生労働省補助金事業．
- 辻省次，西澤正豊編：すべてがわかる神経難病医療（アクチュアル脳・神経疾患の臨床）．2015，中山書店．

(5) 高次脳機能障害領域におけるピアサポートの現状

高次脳機能障害と支援の現状

　高次脳機能障害のある人たちへの支援の歴史はまだ浅く，20年足らずの経過である。障害福祉サービスや地域支援の現場で「高次脳機能障害」という用語が定着してきたのは，さらにこの10年足らずのことである。この間，マスコミ等でも取り上げられたことはあったものの，一般的には，高次脳機能障害の認知度は決して高くはないと思われる。

　高次脳機能障害とは，病気やけがが原因で脳に損傷が生じることによって，日常生活や社会生活に困難をきたすような，記憶障害，注意障害，遂行機能障害，社会的行動障害などの認知障害がみられることである。かつては，診断，リハビリテーション，生活支援等の手法が確立されておらず，認知障害がみられても身体的なまひなどが残らない限り，退院後はなんら補償も支援も受けることができず，本人も家族も苦しんできた長い経過があった。医療から福祉までの連続したケアが適切に提供されていないという社会的問題に対する認識が高まったことを背景に，2001（平成13）年度から，国によって「高次脳機能障害支援モデル事業」（以下「モデル事業」）が開始された。そこで，診断基準を定め，日常生活や社会生活に困難をきたす記憶障害，注意障害，遂行機能障害，社会的行動障害などの認知障害を行政的に「高次脳機能障害」，その障害のある人を「高次脳機能障害者」と呼び，支援施策の検討が進められることとなった[注1]。

　モデル事業等における検討の結果，高次脳機能障害は，日常生活や社会生活に制約があると診断されれば，器質性精神障害として精神保健福

注1　「高次脳機能障害」の用語には，学術的な定義があり，脳損傷による認知障害全般を指し，失語，失行，失認のほか，記憶障害，注意障害，遂行機能障害，社会的行動障害などが含まれるとされている。ここでは，支援対策を進めるために定められた行政的な定義に基づいて述べる。

祉手帳の対象となり，「障害者の日常生活及び社会生活を総合的に支援するための法律」(障害者総合支援法)に基づいて，障害福祉サービスを受けることも可能になった。また，高次脳機能障害者に対する相談支援は，障害者総合支援法の地域生活支援事業に定められ，市町村が行う一般的な相談支援のほか，都道府県が行う専門性の高い相談支援に位置づけられた。都道府県は，高次脳機能障害者の支援拠点機関を設置し，支援コーディネーターを配置して，専門的な相談支援や関係機関とのネットワークづくり，研修などを企画実施し，高次脳機能障害支援の啓発や普及を進めている。

ちなみに，厚生労働省による「平成28年生活のしづらさなどに関する調査」(全国在宅障害児・者実態調査)[1]によれば，高次脳機能障害と診断された人は，32万7000人と推計されている。

高次脳機能障害領域におけるピアサポート活動

高次脳機能障害領域におけるピアサポート活動については，全国の当事者団体等を中心に報告されるようになってきているが，多くは家族同士のピアサポート活動が中心であり，当事者主体のピアサポート活動は緒に就いたばかりであるといえる。

各種報告などをもとに高次脳機能障害領域のピアサポート活動を概観すると，大きく3つの流れがあるものと考えられる。1つ目は，当事者の家族が中心となり立ち上げられた当事者団体における活動，2つ目は，医療機関や障害福祉サービスを提供する支援機関等の支援者によるピアサポートを活用した支援，3つ目は，当事者主体のピアサポート活動である。この3つの流れを中心に，高次脳機能障害領域におけるピアサポート活動の現状について述べる。

▶当事者団体によるピアサポート活動

当事者団体としては，モデル事業が開始されるよりも1年早く，全国の高次脳機能障害者とその家族を支援する目的で，「日本脳外傷友の会」が立ち上げられた。高次脳機能障害についての正しい知識と情報の提

供，社会の理解を深めるための情報提供，関連団体や支援団体等への助言や援助などを活動目的としている。

モデル事業開始後，支援拠点機関を中心として支援が全国で広まるにつれて，高次脳機能障害者の家族が中心となって各地で当事者団体が立ち上げられ，日本脳外傷友の会と連携して活動している。日本脳外傷友の会の正会員団体は20団体，準会員団体は42団体に上っている〔2018（平成30）年7月現在〕[2]。

高次脳機能障害の症状の中でも，感情，欲求のコントロールの低下や固執性などの社会的行動障害がみられると，共に生活する家族は，以前にはみられなかった言動や人が変わってしまったような様子に戸惑う。そこで家族は，困った行動を止めようとしてさらに事態が悪化することを経験する。対応方法が分からないまま，状況が長期化すると，不安や無力感，気分の落ち込み，孤立感などが強まることもある。

そのときに，支援者による支援に加えて，同じ状況にある先輩家族に話を聞いてもらい，相談にのってもらうことを通して，自分だけではないという安心できる場で対応方法を学び，本人と向き合い，家族としての自己効力感を取り戻していくことができる。また，後輩家族から相談を受けることによって，先輩家族も他者の役に立てるということを経験し，新たな社会的役割を得て困難な状況において自己を受け入れていくことが可能になる。

家族が適切な対処方法を学び，安定して本人と向き合うことができるようになると，本人も安定した生活を送ることが可能となり，本人にとって家族は力強いサポーターとなる。こうして，家族間のピアサポートは，当事者を支えるうえで大きな役割を果たしてきた。さらに，これらの当事者団体では，高次脳機能障害の症状として自らの障害や状況に気づきにくいことから，困り感について自ら発信していくことが困難であることの多い当事者に代わって，家族が支援の必要性について声を上げることによって，当事者を支えてきたことはいうまでもない。

以上のとおり，当事者団体のピアサポート活動としては，先輩家族が

後輩家族の相談にのることはもとより，最近では，家族が家族のピアサポーターを養成する活動に取り組んでいる事例も報告されている。そこに当事者が参加して，当事者としての思いを語ることによって，ピアサポーター養成の一翼を担っている事例や，団体活動の下で当事者中心のグループをつくり活動に取り組んでいる例もみられる。

しかし，活動の中心は，あくまで家族であることが多く，当事者が主体となる活動は少ないと思われる。2010（平成22）年度障害者総合福祉推進事業「その他障がい者のピアサポート活動実態調査事業」[3]の報告においても，団体の代表者について，難病団体では当事者が73.6％，家族が19.0％であるのに対して，高次脳機能障害の団体では当事者が4.5％，家族が84.1％と，当事者の比率が低い結果となっている。高次脳機能障害のある人にとっては，認知障害の影響により，コミュニケーションや組織運営などの難しさがあることが推測される。

▶医療機関や支援機関等の支援者による
　ピアサポートを活用した支援

モデル事業開始後，医療機関や支援機関等では高次脳機能障害に対する訓練プログラムや支援手法の検討が進められてきた。その中で，自己の障害への気づきや，新たな自己を肯定的に受け入れていくためのアプローチとして，集団場面を活用した支援手法が考案されてきた。必ずしも，そのすべてがピアサポートを意識したプログラムとは限らないが，プログラムを進めていく中で，集団の構成員である当事者同士の相互作用の結果として障害に対する気づきに変化がみられた。また，当事者同士が集団のプログラムの中で相互の体験や思いを共感し支え合うことによって，不安な気持ちを一時保留にして社会参加に向けて一歩踏み出すきっかけとなっていくなどの変化がみられることが明らかとなった。当初，こうした実践は医療機関を中心に進められてきたが，診療報酬上集団活動は精神科領域以外では言語聴覚療法においてのみ算定可能という制約があり，広がっていきにくいという課題がある。

福祉領域や地域支援においても，当事者同士のピアサポートを活用し

た支援の取組みがみられるようになった。さらには，それまでピアサポートの有用性は報告されていながらも，障害特性から役割遂行は困難であると考えられていたピアサポーターの養成に取り組む事例もみられるようになった。そこでは，ピアサポーターと出会うことで，当事者主体の自主的な活動などにつながることや，新たな自己を肯定的に受け入れていくことへの有用性には言及されているものの，残念ながら有償のピアサポーターとして障害福祉サービスを提供する事業所などで雇用されるまでにはいたっていない。

　ピアサポーターの養成にあたっては，「あのようになりたい」と思えるモデルとなる同じ高次脳機能障害のあるピアサポーターとの出会いや，他者の思いを聞くことを通して「人の役に立てる」という体験をする機会が必要であり，支援者は意識してこうした出会いや体験の場をつくることが重要である。

▶**当事者主体のピアサポート活動**

　家族や支援者主導のピアサポート活動が多い中で，高次脳機能障害領域においても当事者主体のピアサポート活動が各地で始まりつつある。実際に，どの程度の数の当事者主体の活動団体があるのか，把握はできていない。当事者主体の団体の場合，多くは法人格のない，任意団体として活動していると推測され，実態が把握しづらいものと思われる。

　これまでに，一部の当事者主体の活動団体(5団体)に聞き取り調査を行ったところでは，活動を始めたきっかけとして「自らが精神的サポートや影響を受けた先輩当事者をモデルとして自分も何かの役に立ちたいと考えた」「自分の体験を当事者や家族の前で発表し，多くの質問が寄せられたことを機に自分にも何かできないかと考えた」「家族中心の活動団体では当事者の思いを語る場が得られにくかった」「困っている同じ障害のある人のために何かできないかと思った」などが挙げられた。

　これらのきっかけから，当初は支援者のバックアップを得ながら活動を開始したところもあったが，その後はすべて当事者主体で活動を継続していた。しかし，「ほかの当事者活動団体に関する情報がほとんどな

い」「できれば他団体と運営や内容について情報交換を行いたい」「現在の代表が交代すると活動が継続できるかどうか分からない」「もっといろいろな活動に取り組みたいが資金が足りない」などの声も聞かれた。

　それぞれの団体が，工夫をしながら，独自の活動に取り組んでいることが明らかとなった。同時に活動継続に関する課題を抱えていることも明らかとなった。こうした当事者主体の活動の芽を育てるためにも，当事者団体同士の情報交換の場づくりや，継続的な活動継続に向けたピアサポーターの養成など，バックアップの仕組みづくりが必要であると考えられる。

▶**当事者主体の活動例から**

　当事者主体の活動例として，高次脳機能障害者の当事者会である「未来の会」の例を紹介する。未来の会は，2007（平成19）年に埼玉県で活動を開始し，完全に当事者のみで10年以上にわたって活動を継続している全国でもめずらしい事例である。高次脳機能障害は，その障害特性のために，企画運営を自発的，自主的に行うことに困難があることが多い。この点，未来の会は，幸いにして早期に社会復帰を果たした代表者が発症前に獲得していたビジネスのノウハウ（研修会の企画・運営が主業務であった）を活かして活動を開始した。「自分が社会復帰して満足していてよいのか，苦しむ仲間たちのために何かできないか」との思いから，会の設立を計画・検討し，活動を開始した。活動開始当初こそ医療関係者に助言を受けながらの立ち上げであったが，その後は完全に当事者のみで企画運営を行っている。参加者は，当事者はもちろんのこと，家族，支援者から構成されるが，運営はあくまで当事者が行っている。

　主な活動内容としては，当事者・家族で悩みを語り，共有し，互いにアドバイスをし合うというピアサポートのためのプログラムを行っている。さらに，障害の特性上，他者との適切なコミュニケーションを苦手としている場合が多いことから，プログラム上の工夫として，身近なテーマで少人数によるグループディスカッション形式を採用し，参加者がアクティブに参加できるようにしている。

また，会の実施に関する役割を細分化して，できるだけ多くの当事者が運営にかかわれるよう当日の参加者に役割を割り振り，当事者が会の運営に直接貢献できる仕組みをつくった。この仕組みは，参加者の参加意識を高め，役割遂行による達成感や参加への満足感を高めている。また，日ごろ家庭内や地域で孤立しがちな当事者の社会参加の機会となるほか，日常生活に必要なスキルのアップ，他者との交流，自己認識を促す機会となっている。

　しかしながら，代表者がフルタイム勤務の会社員であるため，活動の頻度や時間的制約があり，年に3～4回の実施が限界となっている。また，会員制はとっていないものの，参加メンバーが固定化する傾向があり，参加者の幅と裾野を広げるにはいたっていない。さらに，自治体との連携を進めているものの，法人格もないことから，実態としてはサークルの性格が強いものになっている。代表者の経験値とスキルによるものが大きいことから，代表者がなんらかの事情で活動を継続できなくなった場合，自然消滅する危険性をはらんでいるといえる。

▶高次脳機能障害領域におけるピアサポートの今後の課題

　特に，高次脳機能障害を発症した当初は，障害特性として自己の障害に気づきにくいことから，発症前と同じように生活し，生きていくことに何も疑問をもたないことが多い。しかし，退院後，地域生活に移行し，様々な体験を積み重ねると，発症前とは同じようには進めないことに気づきはじめる。

　加えて，中途障害である高次脳機能障害が，発症後の障害のある自分を受け入れて，新たな生き方を模索しようとするとき，発症前の自己像（セルフイメージ）が立ちはだかり，心理的な抵抗が生じる。そのため発症前の自分といまの自分との葛藤，そしていまの自分を取り巻く家族，勤務先の上司・同僚，友人などとの葛藤など，何重にも葛藤を抱えた結果，孤立していく事例もみられる。そのときに，新たな自分を受け入れて生きていこうとする，同じ障害のある「仲間」に出会うことは，自分

だけではない，自分もやっていけるかもしれないと思うきっかけとなり，社会参加に向けて一歩踏み出す勇気にもつながる。高次脳機能障害支援においても，ピアサポートはきわめて重要で欠かせないテーマである。

すでに，当事者，家族，支援者とそれぞれの活動の中で，ピアサポートの重要性に気づき，様々な取組みがなされてきたことは，ここまでに述べてきたとおりであるが，今後高次脳機能障害領域のピアサポートがさらに発展していくためには，まだ多くの課題が残されていると思われる。そのうちのいくつかを挙げる。

1つ目は，高次脳機能障害のある人の支援において，ピアサポートがきわめて重要で欠かせないものであるという認識を，当事者，家族，支援者がしっかり共有することである。ピアサポーターとしての役割遂行が障害特性上困難ではないかという認識がとかく先行しがちであるが，苦手な部分を補うという高次脳機能障害のリハビリテーションの考え方や家族や支援者も含めた連携によって，当事者主体の取組みを進めることは可能であると考える。

2つ目は，運営を支援する仕組みづくりの必要性に関することである。特に，当事者主体の活動団体では，資金調達や運営のノウハウ，情報発信などについて課題を抱えている場合があり，情報の不足も一因となっている。運営に関する情報を入手しやすいようにすることや，相談機関を設けるなどの仕組みが必要である。

3つ目は，ピアサポートの出発点となる，同じような生活のしづらさを抱えた仲間との出会いの場の必要性に関することである。孤立した状況にあるときに，自発的に出会いの場を求めることは困難であることから，まずは医療機関や障害福祉サービスを提供する事業所等で出会いの場をつくることが必要である。具体的には，集団プログラムや先輩当事者による体験や語りを聞く場をつくることなどが，こうした出会いの場につながる。

4つ目は，高次脳機能障害のあるピアサポーターの養成に関すること

である。ピアサポーターとしては，自分の思いを他者に発信する，生活のしづらさを抱える他者の声に耳を傾ける，自分の感情にとらわれず他者の思いを汲み取るなどの力をつけていく必要があるが，いずれも高次脳機能障害のある人にとっては苦手としていることが多い。そこで，ピアサポーターの養成にあたっては，まずはピアサポーターとしての基礎となる力をつけるための導入プログラムの検討が必要になると考える。そのためには，当事者と支援者が協働して，障害特性を踏まえた導入プログラムを検討していくことが必要であろう。

■参考文献
- 特定非営利活動法人日本脳外傷友の会ホームページ：http://npo-jtbia.sakura.ne.jp/
- 阿部順子，岡田由香，吉川雅博：高次脳機能障害家族のストレス軽減のプロセス—ピアサポートに焦点をあてて．岐阜医療科学大学紀要2015：9，1-10.
- 四ノ宮美恵子：復学のためのグループ訓練．中島恵子編著：高次脳機能障害のグループ訓練．2009，三輪書店，p.85-101.
- 中塚圭子：ピアサポートによる高次脳機能障害の回復—社会とつながるために．コミュニケーション障害学2012：29(1)，32-38.
- 脇中洋：高次脳機能障害者とその家族のピアサポートによる自己と関係の変容に関する発達的研究．真宗総合研究所研究紀要2013：30，103-109.
- 富山県高次脳機能障害支援センター：伴走—10年のあゆみ．2018.

■引用文献
1) 厚生労働省：平成28年生活のしづらさなどに関する調査（全国在宅障害児・者等実態調査）結果．2018.
2) 特定非営利活動法人日本脳外傷友の会：http://npo-jtbia.sakura.ne.jp/
3) 特定非営利活動法人おーさぁ「健軍くらしささえ愛工房」：その他障害者のピアサポート活動実態調査事業．2011，平成22年度障害者総合福祉推進事業．

（6）ひきこもりなどの
　　ピアサポートの現状

　ひきこもりや発達障害などの領域におけるピアサポート活動は発展途上にある。これらの領域においてはピアサポートという概念がまだ十分に浸透しているとは言いがたく，またピアサポートに関する議論や体系化も十分ではない。

　一方，当事者主体の取組みは盛んになってきており，今後ピアサポート活動が徐々に発展していくと思われる。本稿では，ひきこもり領域における「当事者会および当事者主体の取組み」「家族会および支援機関の取組み」「国および地方公共団体の取組み」の動向について紹介する。また近年盛んになっている「発達障害領域における当事者主体の取組み」の動向を交えたうえで，ひきこもりなどのピアサポートの現状と課題についてまとめる。

ひきこもり領域における取組み
▶当事者会および当事者主体の取組み

　ひきこもりに関する当事者主体の活動は，少なくとも1994（平成6）年から行われていた[1]。ひきこもりという言葉がまだ十分に知られていない時期であったが，ひきこもり当事者会「ウェーブフラット」は，専門家抜きのグループとして，めずらしい存在であった。

　その後1990年代後半から2000年にかけて，一部地域で当事者主体の組織が立ち上がった。例えば「レター・ポスト・フレンド相談ネットワーク」は，1999（平成11）年より手紙を活用した交流・アウトリーチのほか，電子メールなどによる相談を行っていた[2]。地域によってばらつきがあるものの，ひきこもり領域においてはこの時期から各地で居場所づくりなどの取組みが行われはじめたと考えられる。

　2000年代前半には，ひきこもり当事者による手記が出版されるよう

になった^{注1}。このころから自らのひきこもり経験や，経験によって得た知識・価値観を発信する取組みが行われるようになった。既存の居場所などの活動にとどまらず，自身のひきこもり体験を外部に伝える活動が少しずつ行われるようになった。

その後当事者主体の活動は2000年代後半に衰退したように見えたが，2010年代に入り再び活発化した[3]。一方で，地域によって当事者主体の活動の展開や衰退の度合いは異なっていた。この間に当事者会が生成と消滅を繰り返していた理由として「継続運営の難しさ」「主要メンバーの離脱（卒業）」「運営上の人間関係トラブル」「公的機関による支援の本格化」「主要メンバーの燃え尽き」など諸説が挙げられるが，様々な要因が重なった結果，一時的に衰退していったと考えられる。

2010年以降は再び各地で当事者会や当事者主体の取組みが盛んになり，ピアサポート活動が発展していった。例えば2013（平成25）年にはひきこもり経験者の発案で「ひきこもり大学」が開催された。ひきこもり大学は従来のひきこもり体験発表とは異なり，ひきこもっていたときの知恵・知識を関心のある人に伝えることで，周囲の誤解を解き，家族関係を改善していくことを目的としている[4]。その後この活動は，2014（平成26）年に「KHJ全国ひきこもり家族会連合会」が主催し，全国キャラバンとして各地で開催された。

2014（平成26）年にはひきこもり当事者団体「ひきこもりUX会議」が東京で大規模なシンポジウムを開催し，ひきこもり当事者の立場から支援の改善に向けた提案を行った。このようにピアサポート活動の中に外部への提案・提言を含むアドボカシーの要素が加わるようになった[5]。その後は各地で新たな当事者会が誕生し，全国の都市部を中心に当事者主体の取組みが活発になった。

2016（平成28）年はピアサポート活動がいっそう盛んになった時期であ

注1 例えば上山和樹：「ひきこもり」だった僕から，2001，講談社；勝山実：ひきこもりカレンダー，2001，文春ネスコなど

る。まず暴力的介入団体と、それを好意的に取り上げたメディアの報道を受け、ひきこもり経験者および当事者団体が連名で共同声明を出し、ひきこもり当事者の人権侵害ならびに報道のあり方について異議をとなえた[注2]。ひきこもり当事者・経験者は以前より偏見やバッシングなどにさらされていたが、いままで当事者自身が声を上げることはごく一部でしか行われなかった。そのためひきこもり当事者・経験者による共同声明の発表は当事者の人権擁護を含むピアサポート活動の重要な役割（アドボケイト）を果たした。

また同年には「ひきこもり当事者グループ『ひき桜』in横浜」がピアサポートを体系的に学び合う学習会を開催した。これはアメリカやカナダの精神障害領域におけるピアサポートガイドラインなどを用いながら、ひきこもり領域にピアサポートの概念を応用するための試行的取組みとして行われた。この学習会ではピアサポートの概念や知識を習得するとともに、「ピアサポートとは何か」「（ひきこもり領域において）ピアサポートは本当に必要か」について、ひきこもり当事者同士が議論を行い、ピアサポートの必要性を当事者自身で問い直す試みとなった[6]。そして、参加者との議論のうえで「ピアサポートは必要である」という意見が多くを占めた。また学習会を含むピアサポート普及啓発活動は草の根ではあるが確実に広がっており、ひきこもり経験者が地域でピアサポート活動を行うための土台づくりに貢献した[7]。

さらに同年には、ひきこもり当事者・経験者によるメディア媒体「ひきこもり新聞」が発刊され、ひきこもりに関する偏見を減らし理解を促す活動が進められた。そのほか、いままで見過ごされてきた女性のひきこもり当事者の居場所、いわゆる「ひきこもり女子会」が活発化したことで、今まで様々な理由で孤立していた女性当事者（性自認が女性の方）が居場所に参加しやすくなった。女子会は以前より一部の当事者会や支

注2 「民放各社における暴力的支援団体の放映についての共同声明（2016年4月4日発表）」のこと。呼びかけ人は林恭子および筆者。

援機関で行われていたが，2016(平成28)年度より開催されている「ひきこもりUX女子会」がメディアなどにより注目を集め，徐々に各地方都市でも開催されるようになった。そして2017(平成29)年度末には「ひきこもりUX会議」が全国初となる女性のひきこもりに関する実態調査を行い，ひきこもり状態にある女性のうち，主婦のひきこもりが約25%存在していること，多くのひきこもり状態にある女性が生きづらさや男性への苦手意識をもっていることなどが明らかになった[8]。

　2018(平成30)年には，全国各地で当事者主体の活動を行っている団体の代表が中心となり，ひきこもり当事者主体のネットワーク団体「Node」が立ち上がった。ピアサポート活動については各団体が個別に展開していることが多く，ひきこもり領域においてはピアサポート活動のネットワーク化が遅れている[9]。そのため，ピアサポート活動を行っている団体のネットワーク化や，暴力的介入団体による人権侵害ならびに好意的に取り上げる報道があった場合に，ひきこもり当事者の声を拾いながら代弁するなどの活動が期待される。また当事者主体のメディア媒体は増えつつあり，様々な視点から当事者の声を届ける取組みが行われている。さらにピアサポートを体系的に学ぶ学習会は現在も継続的に行われており，今後ひきこもり領域においてピアサポート活動が活発化するための文献蓄積が期待される。

　また，ごく一部のところで始まった取組みだが，当事者主体による新たなピアサポート活動として「オンライン当事者会」が挙げられる。オンライン当事者会とは，ひきこもり当事者同士がインターネット上のビデオチャットツールを用いてリアルタイムで交流する会である。これは自宅から出られずひきこもり状態にある人，社会資源の乏しい地域で暮らす人，様々な理由で居場所に参加するのが難しい人でもインターネット上で交流することができる。これは既存の「物理的な場」だけではなく，「どこにいてもつながることのできる貴重な居場所」であり，「地域格差」を改善する取組みにもなりうる。

　以上のように，当事者主体の取組みは，全国的に網羅されているとは

言いがたいものの，確実に活発化している。いままでに行われてきた当事者主体のピアサポート活動として，「居場所づくり」「居場所などにおける経験の共有」「アドボケイト」「ピアサポートの体系的学習および普及啓発活動」「ひきこもり当事者の実態把握」「多様なつながりができる機会の創出」などが挙げられ，今後のピアサポート活動の発展が期待される。

▶家族会および支援機関の取組み

ひきこもり領域においては，当事者会より家族会が先行して立ち上がっており，また当初不登校の家族会として立ち上がったという経緯がある。1970年代までは不登校を「病理的」または「逸脱した者」としてみられていた。その後1980年代半ばから，不登校の家族・支援者専門職が不登校を否定する価値観に異議を唱え，不登校の権利を主張するようになった[10]。その後不登校からひきこもりへと状態が多様化していく中で，家族会は「不登校の家族会」と「ひきこもりの家族会」に分化しつつ，両者の家族会が各地で立ち上がるようになった。

ひきこもり領域において家族会の連合組織である「KHJ全国ひきこもり家族会連合会」が，2003（平成15）年度より毎年ひきこもりに関する実態報告書を作成しており，ひきこもり当事者や家族の置かれた現状について，毎年の推移を蓄積していった。また2013（平成25）年度よりひきこもりピアサポーター養成研修派遣事業を行っており，一部の支部では必要に応じて訪問・同行・相談などの活動を行っている[11]。しかし養成研修の参加者は当事者・家族・支援職が混在しており，他の領域とは異なる範囲をピアととらえ，ひきこもりピアサポーターとして認定している。

支援機関においては，ひきこもり経験者（支援機関利用者）が，のちにスタッフとなるケースはめずらしくない。例えば「特定非営利活動法人セカンドスペース」では，ひきこもり経験者がピアサポート活動として居場所運営・相談・体験発表・訪問支援などを行っている[12]。そのほかひきこもり経験者の中には自らの経験的知識を活かし，福祉職や心理職

として独自に支援活動を行っている人もいる。しかし前述のとおり，ピアサポートの概念自体がひきこもり領域では十分に普及していないため，支援機関などで活動しているひきこもり経験者は，ピアサポーター，ピアスタッフ，ピアカウンセラーといった名称を用いていないことが多い。

▶国および地方公共団体の取組み

　厚生労働省では2013（平成25）年度より「ひきこもりサポーター養成研修・派遣事業」を実施している。これは，様々な立場（ひきこもり経験者を含む）による，訪問支援などの担い手を養成派遣することを主な目的としている。これにより，ひきこもり当事者を関係機関につなぐ役割が期待されている。しかし，サポーターの養成や派遣の活用は多くないのが実態だと考えられる[9]。2018（平成30）年度からは，ひきこもりサポーター養成・派遣事業のほかに「支援従事者養成研修」を実施するが，今後ひきこもりサポーター養成・派遣事業にどの程度ひきこもり経験者が参画するのかについては引き続き注視する必要がある。

　一方で地方公共団体の中には，独自にひきこもり経験者をピアサポーターとして養成しているところもある。例えば静岡県浜松市精神保健センターでは，2012（平成24）年に3名のひきこもり経験者をピアサポーターとして養成し，家族講座などでの体験発表やグループ活動の運営などを担う取組みを行った[13]。さらに大阪府堺市精神保健福祉センターではひきこもり経験者を「堺市ユース・ピアサポーター」として養成し，ひきこもり本人向けのグループワークの企画から開催までを担う取組みが行われた[14]。

▶発達障害領域における当事者主体の取組み

　発達障害領域においては家族会が先に立ち上がり，家族会が当事者を代弁する形で行政などに提言を行っていた。その後当事者会をはじめとした当事者主体の取組みが増えている。発達障害当事者会は，主に「特定の診断に限定した当事者会（ADHD当事者会など）」と「発達障害全般を

対象とした当事者会」の2つの傾向があり，全体としては発達障害全般を対象としている当事者会が多い。また近年では中高年を対象とするような世代別の当事者会が開催されるなど，活動形態は多岐にわたっている。

ピアサポートに関しては，2002年よりセルフヘルプグループなどを開催している「特定非営利活動法人DDAC（発達障害を持つ大人の会）」が，2011年度より「ピアリーダー養成研修」を実施している。また発達障害を持つ大人のセルフヘルプグループ運営マニュアルとしてガイドブックを作成し，ピアサポート活動の普及啓発を行っている[15]。

また，2016（平成28）年度には「一般社団法人発達・精神サポートネットワーク」が全国にある成人発達当事者会の活動地域・活動形態・活動内容・運営について実態調査を行った。その結果，当事者会の分布に地域差があることや，当事者同士で集まることに価値を置いてピアサポート活動を行ってきた団体が多いことが明らかになった。一方で運営の難しさも浮き彫りになり，その中でも「発達障害の特性による困難」が他領域のピアサポート活動とは異なる課題として挙げられた[16]。

今後は継続した実態調査ならびにピアサポーター養成により，当事者主体の活動がどのように展開されていくのかについて注視していく必要がある。そして実態調査の結果を活かし，将来的にピアサポート活動の発展や団体同士によるネットワークの形成につながることが期待される。

ひきこもり領域においてピアサポート活動を行う意義

ひきこもりは障害ではなく，あくまで状態像を指している。それではなぜひきこもり領域においてピアサポート活動を行う意義があるのか。その決定的な要因として「経験的知識」「リカバリー」「生活の質（QOL：Quality of Life）の向上」「ヘルパーセラピー原則」が挙げられる。

経験的知識とは，自らの困難・葛藤を抱えた経験や，その過程で得てきた価値観・知恵・知識のことである。ひきこもり当事者会には，現在

ひきこもり状態にある人と過去にひきこもり状態だった人の両方が参加しているが，両者に共通するのは「ひきこもり状態を経験していること」である。つまり似た経験をもっているからこそ，ある程度の共通項があり，経験の共有や交流により，ほかの関係性とは違う次元の共感や癒しを得ることができる。

　ひきこもり領域におけるリカバリーという概念は「社会復帰」「社会的自立」とは異なる性質をもつ。ひきこもり状態から外に出て，社会参加を通して就労・就学するといった既存の支援モデルは「以前の状態への回復」に近い形となる。しかしリカバリーの特徴は，自らの健康状態を向上させ，自分で決めた人生を生き，自分の可能性を最大限に発揮しようとする変化の道のりだと考えている。つまり「社会的所属」よりも「個人としてどのような人生を歩んでいきたいか」に重点が置かれている。その意味ではひきこもり領域で今まで行われてきたピアサポート活動は，既存の支援と比べてリカバリー志向が強く個々の生き方を何より大切にしていると考えられる。

　生活の質は「今ある状態から，どのように身体的・精神的に豊かな生活を送るか」を考えるために必要だが，ひきこもり領域においては「外に出るかどうか」という狭い角度ではなく，今の生活をどう豊かにできるかについて考えることが重要である。つまり多様な生活スタイルがあり，多様な選択肢があり，多様な生き方があるということを前提として，自分らしい生活を営むために何ができるかを考える。この点においては，今まで行われてきた当事者主体の取組みは示唆に富んでいるといえる。

　ヘルパーセラピー原則とは，サポートしている側が相手との交流を通して自らも癒しや多くの学びを得ることができるという相互関係の原則である。特にピアサポートのような「対等に近く相互性のある関係」においても自己肯定感や社会的有用感を得ることができる。そして自分の経験が誰かの役に立つという関係性が，自分自身のエネルギーになっていくと考えられる。

ひきこもりは状態像であるが,「ひきこもり経験の有無」という観点でとらえれば,ひきこもり経験者は状態が変化しても「当事者性」が残っている。この当事者性を活かした支え合いは当事者会や当事者主体の取組みで行われている。つまりひきこもり領域においてもピアサポートが十分に機能し,ピアサポートによる効果を得ることができる。そのためひきこもり領域においてもピアサポート活動を行う意義は十分にあるといえる。

ひきこもりなどにおけるピアサポートの現状と課題について

今後ひきこもりなどの領域においてピアサポート活動が盛んになっていくことが期待されるが,現段階で議論・改善するべき課題がある。今回はそのうち5つの課題を紹介する。

①十分な実態調査が行われていない

ひきこもり領域においては,当事者主体の活動が全国でどのくらい展開されているのかについて網羅された実態調査は行われていない。またピアサポートという概念自体が普及していないため,何をもってピアサポート活動とするのかについての議論も進んでいない。そのため各地における当事者主体の取組みの現状を把握したうえで,ピアサポートの効果的要因を調べる必要があると考えている。

②誰がピアなのか

ひきこもり領域においては,「何をもってピアとするのか」について十分な議論が行われていない。経験的知識を踏まえれば,ピアとは「ひきこもり状態を実際に経験している人同士(または家族同士)」となる。しかし現状では,当事者・家族・関係者を混同してピアと称している場面が多々見受けられる。

そのほかに,ひきこもりなどの「状態像に特有の難しさ」もある。それは「誰でも当事者になりうる」という点と,「状態が変化したら当事者ではなくなるのか」という問いである。経験的知識の側面を考えれば,状態が変化したとしても当事者性は残る。一方で,誰でも当事者になる

可能性がある中で，当事者の範囲を明確に線引きすることは難しい。このような流動的な状況に常に置かれているという課題がある。

③ピアサポート活動の活発化による新たな課題

当事者主体の取組みが活発化することで，居場所がなく生きづらさをもつ人にとっては希望につながる可能性がある。一方で，活動力のある一部のひきこもり経験者により，今まさに動けない状態にある当事者が「不可視化」されてしまうという声もある[17]。これはひきこもり当事者がもつ「動けなさ」という特有の経験に対し，それを乗り越えた人たちの声が中心になっていくことへの懸念ともいえる。

④ピアサポート活動を継続していくために乗り越える課題

当事者主体の活動を継続するにあたって，今までは活動を牽引するキーパーソンが欠かせなかった。そのため，キーパーソンが離脱してしまうと活動自体が衰退し，消滅してしまうところもあった。今後はピアサポートの体系化により，キーパーソンがいなくても継続した活動ができるような体制を整えていく必要がある。そのためには活動に関するノウハウだけでなく，ピアサポートの理論体系を習得すること，困ったときに相談できる人がいることなどが必要だと考えている。

⑤ピアサポート活動は孤立状態にある人に届いているのか

ピアサポート活動はここ数年で特に活発化し，居場所にとどまらない様々な方法で行われてきた。一方でインターネット環境がなく，携帯電話などの通信機器を持たず，家庭全体が孤立しているところは少なくないため，これらの取組みが孤立状態にある人へ届いているのかについては分からない点が多い。

これらの課題をどのように解消していくのかについて，そして地域で生きづらさをもつ人が「生きていく希望」を少しずつ得ていくために何ができるかについて，当事者と関係者が一緒になって議論を行う必要がある。

まとめ

　ひきこもりなどの領域においてピアサポート活動は確実に活発化しており，今後の発展が期待される。一方でピアサポートの心得・姿勢・知識を十分に習得していない状態では「相手のことが何でも分かるという思い込み」「他者へのおせっかい」「相手との距離感・境界（バウンダリー）を調整できないことによる燃え尽き」を生み，かえって相手や自身を傷つけてしまうおそれがある。現状ではひきこもりなどの領域について「ピアサポートとは何か」「ピアサポートがなぜ重要なのか」「ピアサポートは本当に必要なのか」について十分に議論をしているところはごく少数である。しかし地道にピアサポートについて学習する機会を設け，ピアサポートの理論・価値観・心得・姿勢を学び，ピアサポートの重要性を意識して活動することで，当事者性を活かした取組みが発展することが期待できる。

　今後ピアサポートという新しい概念やピアサポート活動はますます必要になってくるだろう。ピアサポートは決して流行り言葉ではなく，生きづらさをもつ人にとって新たな可能性を秘めている。そしてピアサポートは当事者が本当の意味で主体であることは言うまでもない。

　今後はひきこもりなどの領域においてピアサポートという概念が普及するとともに，当事者を中心に関係者を交えながら，ピアサポートの重要性や必要性について議論することが求められる。それによりピアサポート活動が発展していくとともに，当事者が地域で活躍することで，様々な生きづらさをもつ人たちが生きやすい社会になっていくことを強く願っている。

■引用文献

1) 塩倉裕：引きこもる若者たち．2002，朝日新聞社．
2) 田中敦：苦労を分かち合い希望を見出すひきこもり支援―ひきこもり経験値を活かすピア・サポート．2014，学苑社．
3) 伊藤康貴：「ひきこもり支援」における当事者活動の位相―社会運動と当事者研究という視角から．日本教育社会学学会大会発表要旨集録2015：(67), 266-267.
4) 池上正樹：大人のひきこもり―本当は「外に出る理由」を探している人たち．2014，講談社．

5) 石川良子：「ひきこもり」からの問題提起．好井裕明編：排除と差別の社会学．2016, 有斐閣, p.93-113.
6) 割田大悟, 成瀬有香, 小泉恒昭：ひきこもり当事者主体による全国初の体系的なピアサポート学習会の実践報告．平成28年度神奈川県福祉協議会地域福祉活動支援事業「当事者主体によるひきこもりピアサポート普及啓発事業」報告書, 2017, ひきこもり当事者グループ「ひき桜」in 横浜．
7) 割田大悟：ひきこもり当事者主体によるピアサポート学習プログラムのモデル事業実施報告書．公益社団法人かながわ生き活き市民基金第7期福祉たすけあい基金事業報告書, 2018, ひきこもり当事者グループ「ひき桜」in 横浜．
8) 新雅史監修：女性のひきこもり・生きづらさについての実態調査2017報告書．2018, 2017年度日本財団助成事業, 一般社団法人ひきこもりUX会議．
9) 田中敦：当事者参画型ひきこもり支援者養成研修プログラム開発調査研究事業報告．2017, 平成28年度公益財団法人日本社会福祉弘済会社会福祉助成金事業．
10) 貴戸理恵：「コミュ障」の社会学．2018, 青土社．
11) 特定非営利活動法人KHJ全国ひきこもり家族会連合会：「ひきこもりピアサポーター」養成研修派遣事業の効果的実施に関する調査権事業報告書．2016, 厚生労働省平成27年度生活困窮者就労準備支援事業費等補助金社会福祉推進事業．
12) 成瀬榮子：ピアによるひきこもり支援．精神科臨床サービス2013：13(1), 94-98.
13) 河合龍紀：ひきこもりピアサポーターの活用とその効果．平成25年度調査報告書, 2016, 浜松市精神保健福祉センター．
14) 岩田光宏：「堺市ユース・ピアサポーター」養成派遣事業の取り組みについて：(ひきこもり当事者によるピア活動を目的としたひきこもりサポーター養成派遣事業)．日本公衆衛生雑誌2017：64(12), 727-733.
15) 特定非営利活動法人発達障害をもつ大人の会(DDAC)：「発達障害の当事者によるピアサポート事業」事業報告書．2012, 平成23年度独立行政法人福祉医療機構社会福祉振興助成事業．
16) 一般社団法人発達・精神サポートネットワーク：発達障害の当事者同士の活動支援の在り方に関する調査報告書．平成28年度厚生労働省障害者総合福祉推進事業指定課題15, 2017.
17) 関水徹平：ひきこもり経験者による当事者活動の課題と可能性—当事者概念の再検討を通じて．福祉社会学研究2018：(15), 69-90.

4 ピアサポーターの養成と活用の現状

(1) ピアサポーターの養成

障害領域を横断する研修

　前述してきたように，各障害領域におけるピアサポートは多様な形で展開してきた。精神障害領域では，一般社団法人日本メンタルヘルスピアサポート専門員研修機構が実施している養成研修，身体障害領域では，自立生活センター(CIL：Center for Independent Living)で実施されているピアカウンセリング講座，難病領域では，難病相談支援センターや一般社団法人日本難病・疾病団体協議会等が主催するピアサポート講座が開催されている。そのほかに，自治体が主催するピアサポート講座やピアカウンセリング講座などもある。

　厚生労働科学研究費による「障害者ピアサポートの専門性を高めるための研修に関する研究」(平成28年〜30年)では，そうした多様な障害領域のピアサポートの基本的な部分を基礎研修として構築する作業と，精神障害領域の専門研修プログラム(当事者および職員向け)を構築する作業を行ってきた。その他の領域における専門研修は，これまで領域で構築してきた(あるいは構築している)研修を活用してもらうこととした(図4-1)。また，基礎研修への参加がすぐには難しい人たちのための「基礎研修参加への準備性を高めるプログラム」に関しても，高次脳機能障害にかかわる人たちを中心に検討を行っている最中である。

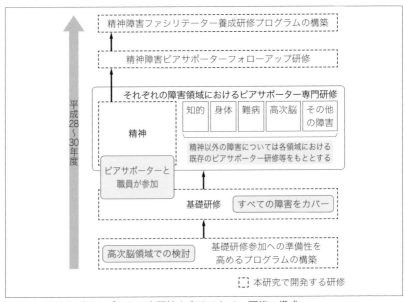

図4-1 障害者ピアサポートの専門性を高めるための研修の構成

障害領域をまたぐ基礎研修

　本研究によって各障害領域で多様なピアサポートや養成研修が実践されている現状が明らかとなり，それぞれの領域で固有な活動として取り組んできたことの中に，ほかの障害領域にも共通するニーズや課題が多く存在することが分かった。セルフヘルプグループ，患者会，自立生活運動，当事者会など，活動の基盤となってきたものに違いはあるが，仲間同士の交流から出発し，抱える生活上の困難から一歩抜きん出た人たちが，いままだ困難を抱えている人たちになんらかのサポートを行っている現状が共有された。

　研修内容を構築するにあたって，それぞれの障害領域における活動の歴史や背景を理解したうえで，本研究が取り扱っている障害領域での当事者の活動をどう呼ぶのかという議論から始まった。それぞれの活動に則して，ピアサポーター，ピアカウンセラー，ピアヘルパー，ピア相談

員，患者会リーダー，ピアサポート専門員，ピアスタッフなどが使用されてきたが，最終的には指し示す内容を誤解なく受け取ってもらうために，「ピアサポート」が選択され，実践者についても最も一般的な呼称である「ピアサポーター」を選択することを共有した。議論の結果，本研究において使用するピアサポートについては，「障害のある人生に直面し，同じ立場や課題を経験してきたことを活かして，仲間として支える」ことと定義し，本研究の対象は当事者が展開する多様なピアサポートの中でも，福祉サービスの範疇で，雇用契約を結んで，あるいは有償で働く人たちが対象であることも再確認された。

研修プログラムの作成にあたって，冒頭に「ピアサポートとは何か」を説明する必要があり，2006（平成18）年に国連総会で「障害者の権利に関する条約」(Convention on the Rights of Persons with Disabilities) が採択され，2014（平成26）年に日本でも批准されたことを受け，そこに示されている「社会モデル」の考え方を共通の認識として研修の中に取り入れるべきであると考えた。

次いで，各障害領域で行われているピアサポート活動について，その実例を紹介し，多様な障害領域における実践を学んでもらうこととした。実際の研修においては，シンポジウム形式で，実際に有償で活動している複数のピアサポーターがその経験を参加者に伝えるという内容とした。

実際にピアサポートを行うためには，コミュニケーション能力が求められる。それはピアサポートに限ったことではなく，対人サービスに携わる人たちが共通に学ぶべき内容であるのでプログラムに含むことにした。特に相手の話を聞く技術と発信する際に私（I）を主語にする会話である「Iメッセージ」の活用に焦点化した。

さらに，実際にピアサポーターとして実践する際には，そのフィールドとなる福祉サービス事業や事業所の実際に関する知識も必要となる。福祉サービスが提供されるケアマネジメントの仕組みと，そこで働く人たちがどういう業務をしているのかを中心に提示した。

最後にピアサポートの専門性とは何かということを盛り込んだ。ほかの専門職種との違いに関して議論し，ピアサポーターの専門性は，「病気や障害を経験してきたことを強みとして活かすこと」であり，「経験を活かし，ピアが自分の人生を取り戻す（リカバリーする）ことを支援する」ことが重要な役割であることを確認した。精神障害領域ではよく使用されている「リカバリー」という言葉であるが，他領域ではそれほど使用されておらず，その言葉をどう言い換えるのかということも議論になった。精神障害領域で使用されている「リカバリー」は単なる回復を指すものではない。「リカバリー」には臨床的リカバリー（症状の改善や機能の回復）とパーソナルリカバリー（客観的なリカバリーと主観的なリカバリー）があるといわれており，ピアサポーターはパーソナルリカバリーにかかわることでは一致をみた。また，その人の障害が中途障害であるか否かによっても，「リカバリー」という言葉への受け止め方が異なる点も指摘された。本研修で取り扱う言葉として，「リカバリー」を違う言葉（日本語）に置き換える表現として「自分らしい生き方を見つけていく」「自分の本来の可能性を発揮する」などの案が出た。最終的には「自分の人生を取り戻す」と表現し，基礎研修では，「リカバリー」を併記することとした。

　ピアサポーターはサービス提供機関の中では，多職種と連携，協働しながら支援していく。では，ピアサポーターとの協働がどのようなメリットをもたらすのか。専門性を意識することでそれぞれの実践がより磨かれ，専門職が得意とする領域と，ピアサポーター独自の領域が合わさって，新たな支援が展開されるのである。ピアサポートの専門性の中には，ほかの専門職と同様に倫理や守秘義務を含む。ただし，緊急性のあるときは例外であることや，当事者同士であることからサービス利用者との距離感が近いがゆえの相談を一人で抱え込むことがないようにすることなどは押さえておく必要がある。サービス利用に関して，利用者から得た情報が事業所職員内で共有されることは個人情報に関する契約に含められている場合が多い。つまり，専門職等と共有すべき情報と，

支援に無関係で共有する必要のない情報の振り分けをしっかり行うことが求められるのである。

最終的に各障害領域に共通する要素として、基礎研修の内容を検討した結果、①ピアサポートとは何か（障害者の権利に関する条約における障害理解を前提に障害者ピアサポートを概観）（講義・演習）、②ピアサポートの実際（講義・演習）、③ピアサポートを行ううえでのコミュニケーションの基本（講義・演習）、④福祉サービスの基礎（講義・演習）、⑤ピアサポートの専門性と倫理（講義・演習）となった。その項目に添って作成した基礎研修プログラム案は表4-1のとおりである。

表4-1 基礎研修プログラム案

内容	時間（分）
オリエンテーション	20分
1. ピアサポートとは？	30分
グループ演習①	60分
2. ピアサポートの実際・実例・ミニシンポジウム	60分
グループ演習②	40分
3. コミュニケーションの基本	60分
グループ演習③	40分
4. 障害福祉サービスの基礎と実際	40分
グループ演習④	20分
5. ピアサポートとの専門性	30分
グループ演習⑤	50分
閉会式	20分

精神障害領域における専門研修プログラムと職員向け研修プログラム

専門研修に関しては、各障害領域でこれまで積み上げてきた研修を基本とすることを確認し、本研究においては、精神障害領域のピアサポーターと雇用する福祉サービス事業所の職員を対象とした研修プログラム案を構築することとした。プログラム作成のために、一般社団法人日本

メンタルヘルスピアサポート専門員研修機構には多大な協力をいただいた。研修内容を構築するにあたって，同機構の過去の研修を受講した人を対象としたアンケートを実施し，その結果を参照しながら進めた。

　基礎研修でどう表現すれば，ほかの障害領域の人たちとの共通理解が得られるかという点で議論となった「リカバリー」については，より詳細に専門研修で取り上げた。ピアサポーターたちが「リカバリーストーリー」を語ることを大切にするのは，自分たちが経験してきたことそのものがピアサポーターの専門性であり，それをいま困難を抱えながら前に進もうとしている人たちに伝えたいという思いがあるからである。自分の強み（ストレングス）からこれからの人生への希望を紡いでいく重要なキーワードである。

　検討の中で最も議論となったのは，自分自身の障害をもつ当事者であるという立ち位置と，支援者という立ち位置の相反に悩んだり，これまで友人であった利用者と，支援者と利用者という立ち位置に変化したことで起こる葛藤にどう対処できるのかという点である。自分と相手の境界（バウンダリー）については，専門職ももちろん葛藤を抱えることがあるが，ピアサポーターは役割葛藤や二重関係に悩むことが多く，自分に起こっていることを自覚し，対処するための方法を提示することが研修の中でも重要視された。また，利用者（ピア）の立場を代弁したり，意思決定や意思表明を支援することはピアサポーターとしての重要な役割であるが，雇用契約上の権利や合理的配慮の提供など，ピアサポーター自身が職場で定着していくうえで周囲に対して働きかけることが必要な場合も多い。

　一般的には，雇用先となる福祉サービス事業所そのものが小規模であり，ピアサポーターとして活用されていても非常勤が最も多く，一人配置のところが約45％となっている[1]。そうした状況下で，ピアサポーターのスーパービジョンも必要なのではないかという意見が専門職から出たが，ピサポーターの中では，「スーパービジョン」という表現がなじむのかどうかという点で，懐疑的な意見が多かった。一人職場である

ことが多く，支えてくれる人が必要という点では一致をみたが，専門職がもつ「スーパービジョン」という仕組みなのかどうかは，今後の検討課題とされ，研修プログラムに盛り込むことは先送りした形となった。

他職種との協働に関しては，よりピアサポーターの専門性を問いかけられることになる。みずほ情報総研株式会社の実施した福祉サービス事業所等におけるピアサポート活動状況調査[1]において「ピアサポート活動従事者の支援により利用者に与えるプラスの効果の期待度と実際」に関する事業所の回答では，「経験者ならではの気持ちにより添った言葉をかけることができる」「利用者の不安・孤独が解消される」「経験者ならではの，生活の知恵を伝えられる」「利用者にとって貴重な（回復の）モデルとなる」などが上位を占めている。専門職の期待も，ピアサポーターが経験したことを活かして働くという点にあるが，チームで支援する際に求められる具体的な役割は何かというと，支援を受ける当事者がそこに参加し，自分の意志を決定したり，表明することをサポートすることなのではないだろうか。ピアが自らの権利を行使することを支援する（アドボカシー）こともピアサポーターの大きな役割のひとつである。ピアサポーターが寄り添うことで，支援チームとしてもその人の気持ちやニーズにより近づくことができるのである。

そうした，様々な議論を経て，精神障害領域におけるピアサポーター向け専門研修プログラムは，①オリエンテーション（基礎研修で学んだことの振り返り），②ピアサポーターの基盤と専門性，③ピアの専門性を活かす，④精神保健福祉医療サービスの仕組みと業務の実際，⑤支援者として働くということ，⑥セルフマネジメント・バウンダリー，⑦ピアサポーターがチームにいることを柱とすることとした。①②③⑥⑦をピアサポーターと職員の共通項目とし，④⑤に関しては，職員向けには④ピアサポートを活かすスキルと仕組み，⑤ピアサポートを活かす雇用というプログラムとして構築し，研修テキスト案を構成した。

表4-2 専門研修プログラム案

内容	時間(分)
1. オリエンテーション	35
2. ピアサポーターの基盤と専門性	40
グループ演習①	60
3. ピアの専門性を活かす	40
グループ演習②	35
4. (ピア)精神保健福祉医療サービスの仕組みと業務の実際*	40
4. (職員)ピアサポートを活かすスキルと仕組み*	40
(ピア)グループ演習③	40
(職員)グループ演習③	40
5. (ピア)支援者として働くということ*	30
5. (職員)ピアサポートを活かす雇用*	30
(ピア)グループ演習④	40
(職員)グループ演習④	40
6. セルフマネジメント・バウンダリー	30
グループ演習⑤	40
お昼休憩	10
7. ピアサポーターがチームにいること	40
グループ演習⑥	60

*はピアと職員が分かれたプログラム

　今回構築したプログラムは順次，厚生労働省科学研究成果データベースにて公表されることとなっている．また，今後，基礎研修，専門研修のほかに，フォローアップ研修，ファシリテーター養成研修に関してもプログラムを構築する予定である．今後開催されるピアサポート研修でぜひ，活用していただきたい．

■引用文献
1) みずほ情報総研：障害福祉サービス事業所等におけるピアサポート活動状況調査．平成27年度障害者支援状況等調査研究事業報告書，2016，厚生労働省．

(2) ピアサポーターの活用

「ピアサポーターの活用」といってもとらえ方は幅広い。精神保健福祉領域の中でも、ピアサポーター自身、一緒に活動する専門職(医師、看護師、作業療法士、精神保健福祉士、臨床心理師、栄養士等)、ピアサポーターを雇用する法人、それぞれの認識は多岐にわたる。また、ピアサポーターの役割としても様々であり、自然派生的なボランタリーでピアサポートを行う者、プログラムの運営や講演会などを謝金として受け取りピアサポートを行う者、雇用関係に基づく報酬を伴う仕事としてピアサポートを行う者等、こちらも様々である。そして、このピアスタッフの役割を2017(平成29)年に江間は表4-3のように分類しており、3つのタイプは、どれが正しいというものではなく、それぞれの特徴を生かした活動が今後も続けられていくものと思われる[1]。

表4-3 ピアスタッフのタイプ別特徴

	オルタナティブタイプ	セルフヘルプグループタイプ	ピアスペシャリスト
特徴	当事者の権利を重視。既存の精神保健福祉に対抗するピアサポート	同じ経験をした仲間としての関係を重視。互いに助け合う存在としてのピアサポート	ピアサポートに関する研修を受講するなど一定の条件がある。認定制度に基づいたピアサポート
当事者同士の関係	あくまでも対等な関係を重視	経験の違いはあるものの対等な関係を重視	理念上は対等だが認定による差別化が行われる
専門職との関係	当事者の権利を脅かす場合強く対立	グループとしての自律性は保ちつつ協力関係をもつ	基本的に協働だが、被用者として管理下に入ることもある
雇用および報酬の課題	独自性とピアの対等性を維持するためには、既存の精神保健福祉システムとは別のシステムが必要	グループの独自性を保つためには、既存の精神保健システムとは別のシステムが必要	既存の精神保健福祉システムの一部として導入しやすい

〔出典:江間由紀夫:精神保健福祉領域におけるピアスタッフの役割について、東京成徳大学研究紀要(人文学部・応用心理学部)2017:24, 40〕

ここでは，雇用におけるピアサポーターは，どのような条件が整えば活用しやすいのかを筆者の経験等から整理したいと思う。

◆雇用におけるピアサポーターが活躍するために必要な3項目

筆者が所属している法人を参考にすると，雇用におけるピアサポーターが活躍するための必要な要件は，以下の3つの要素が重要となると考えている。

①ピアサポーターが雇用において活躍するために必要な要素

ピアサポーター自身が，自分の疾患経験を含む強みを理解しており，仕事のうえでのストレスによるセルフモニタリングやセルフコントロールがある程度できていることが求められる。

②一緒に働く専門職がピアサポーターと協働するために必要な要素

専門職が，同僚となるピアサポーターの過去の経験や疾患経験を把握しており，どのような場面であればその経験が支援として有効なのか考え，その場面に直面した際にピアサポーターに任せることが求められる。

③ピアサポートを活用する職場環境を整えるために雇用者が必要な要素

法人として，ピアサポーターと専門職との協働の支援が，その支援を受ける対象となる人びとに対し有効であると認識し，環境を整える努力をしていることが求められる。

それでは一つひとつ具体的に解説していきたい。

▶ピアサポーターが雇用において活躍するために必要な要素

雇用されて働くピアサポーターが求められるのは，その働いた対価として賃金が発生することを体験として理解することである。人によってはその時間が1日1時間かもしれないし，1日8時間かもしれない。または週1日かもしれないし週5日かもしれない。大切なことは，その支援の仕事として，雇用主が求めるパフォーマンスを発揮するためには，自分はどのレベルなのかをある程度理解することである。また，長期間働くピアサポーターにおいては，働くうえで様々な人間関係や多少なりとも苦手な業務を行う場面もあるなど，ストレスを発生する可能性が高

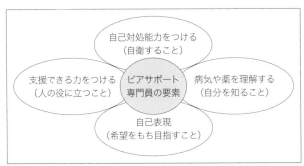

図4-2　ピアサポート専門員の基本的要素とリカバリー
(出典：日本メンタルヘルスピアサポート専門員研修機構)

い。それを理解したうえで，ストレスの予防や対処のスキルも必要になるであろう。

　一般社団法人日本メンタルヘルスピアサポート専門員研修機構が実施している研修で使用しているテキストでは，図4-2のように「自己対処能力をつける(自衛すること)」「病気や薬を理解する(自分を知ること)」「自己実現(希望をもち目指すこと)」「支援できる力をつける(人の役に立つこと)」を活躍するための必要な要素として挙げている[2]。

　では，その要素を身につけるためには，どのようなことをすればよいのであろうか。実際には，リカバリーの過程は一人ひとり千差万別であり，一概には説明できないが，心理教育やWRAP(Wellness Recovery Action Plan：元気回復行動プラン)，SST(Social Skills Training：社会生活技能訓練)，当事者研究等が有効である場合が多いと感じている。

　また，このようなサービスを受けるためには，地域差はあるが医療のサービスであれば，デイケアや外来面接，訪問看護があり，福祉サービスであれば，通所事業所でのプログラム(地域活動支援センター，生活訓練，生活介護，就労継続支援，就労移行)等で行っている場合もある。また，各団体が行っている研修などで受けることができる。

　もうひとつ，認知機能についても少し触れたい。病気を患ったのが学生のときであったり，ひきこもり経験などが長く他者や集団でのコミュ

ニケーションの経験値が少ない人は，対人関係や業務遂行，業務態度においてほかのスタッフとの違いがみられ目立ってしまう場合がある。筆者の経験からいうと長年一緒に働く中で徐々に学習していき改善できると感じているが，認知機能リハビリテーションとして体系的に実施している医療機関等もある。

　このように雇用されてピアサポートを行ううえでは身につけなければならないスキルもあるが，これは雇用する法人の価値観によっても温度差はあり，業務として自分のどんなスキルが求められているのかを確認することが大切である。

▶一緒に働く専門職がピアサポーターと協働するために必要な要素

　一緒に働く専門職としては何か必要だろうか。まず，同僚として対等な立場で働くことが求められる。しかし，もともと支援される側として同じ施設にいた患者や利用者を法人がピアサポーターとして雇用し，突然同僚として働くこともまれにある。

　また，医療機関においては，ふだん精神症状などで対応に苦労している印象が強く，仮に働くことができるまでにリカバリーができたとしてもその様子を見ることは少ないであろう。そういった状況で一緒に働くとしても「同僚」ととらえることは違和感があり，「患者」や「利用者」としてとらえてしまう場合も多いであろう。さらに，トップダウンでピアサポーターの雇用が決まり，戸惑ってしまう場合も多いのではないだろうか。

　では，一緒に働く専門職がピアサポーターとうまく協働するためには何が必要であろうか。それには，第一歩としては互いに支援者としてのスキルを知ることが大切である。専門職であればそれぞれ資格に伴う専門領域とその経験と，個々の人生経験からのスキルがあり，ピアサポーターはこれまで支援を受けてくる中でリカバリーにつながった経験および個々の人生経験からのスキルがある。支援者としては，支援対象者の生活の質の向上という目的は同じであることを共通理解として互いに認識し，その互いのスキルを言語化して伝え合うことが必要となるであろう。

そのうえで，専門職は支援の経験を豊富に有していることが多いので，一緒に働くピアサポーターの経験が支援の場面でどのように活用できるかを考えることが大切である。ピアサポーターの潜在的な力を発見し，二人三脚の環境整備を行い，経験の蓄積化を行っていく過程を経ることでピアサポーターも専門職も成長していくのである[3]。そして，上手に連携できる専門職が徐々に増えていけば，初めは専門職の下請け的な仕事が多くなりがちなピアサポーターも一人の専門家としての地位を得ることになる。

　この過程は，時間がかかる場合が多く，雇用されてすぐに結果を求めがちな専門職が多いと連携や協働も失敗に終わってしまう可能性が高い。これを解決するには，一緒に働く専門職もピアサポートの有効性や成功事例を学習できる研修等を受講することがひとつである。しかしそれ以上に，ソロモン(Solomon)がピア・サービスとサポートでの情緒的支援や相互学習などでまとめているように「ピアサポーターがその対象者に対して，病気に対処している経験から得た専門的な情報や考え方を伝える場面や問題を解決するための実践的なアドバイス，病気という共通点を通じ患者でない時間の共有による互恵的な関係，リハビリテーションなどに後ろ向きだった対象者への動機づけとしてのかかわり等」[4]，を目の当たりにすることが何よりの解決策であると考えている。

▶ピアサポーターを活用する職場環境を整えるために必要な要素

　この要素がピアサポーターを活用するためには土台となる。まず何より，ピアサポーターの雇用を決定するのは経営者であり，法人としての意向が必要である。ただし，雇用だけしてあとは現場任せでは，上記にも示したように個々の専門職によってピアサポートのとらえ方に違いがあることから，うまくいかないことも多い。

　そこで重要なのは，「なぜピアサポーターを雇用するのか」の問いに対しての答えである。うまくいかない典型は，ピアサポーターがよいと聞いたのでなんとなく雇ってみた，という考えである。なぜ一緒に働くのか納得しない専門職が出てくる可能性や，雇用されたピアサポーター

も自分の病気の経験をどの場面でどう活かせばよいか分からない可能性があり，現場は混乱してしまうだろう。

では，どのように考えればよいのか。それは，まず法人として病気の経験者の支援が有効であると認識し，雇用することである。支援の現場において課題や行き詰まりを感じている場面で意図的にピアサポートを活用することで，何かしらのよい変化を求め，雇用をするのもよいだろう。例えば，長年ひきこもりの状態で，訪問看護師が何度訪問しても本人がよい印象を抱かず，家族も困り果ててしまっているケースに，ひきこもり経験があるピアサポーターが専門職と一緒に訪問する場合が考えられる。また，長期入院をしている本人に自信がなく，退院促進が進まないケースで，入院経験のあるピアサポーターがコミュニケーションを図りながら退院後の生活課題とその解決策を説明しながら地域移行を行ってもらう場合もある。

細かい例は枚挙にいとまはないが，自らの組織において，雇用するピアサポーターの経験を，どの役割でどのような期待しているのかが明確にされていると，業務とのマッチングもうまくいくと考えられる。ただし，すべての業務をピアサポーターが担うことは，まず考えられないだろう。ほかの専門職が行っている事務や法人としての必要な業務や雑務を行うことが求められる。そのことを事前に伝えること，雇用してから業務の割合が変わる可能性があること（図4-3），を理解してもらうことが，ピアサポーターが継続して働くための重要な点である。

そしてもうひとつ大切な点は，法人が個々の強みに焦点を当て，人員配置などを考えている環境にあるか否かである。「ピアサポーターが雇用されて働く中で必要な要素」でも記述したが，認知機能障害などの影響で，ピアサポーターができる業務とできない業務の偏りが，ほかの専門職などのスタッフよりも大きい場合が想定される。その際に，マルチに仕事をこなすことを求められると，苦手な業務をこなすことでエネルギーを費やし，本来もっと経験を活かすことができる場面があったとしても，それどころではなくなってしまう可能性もある。そのピアサポー

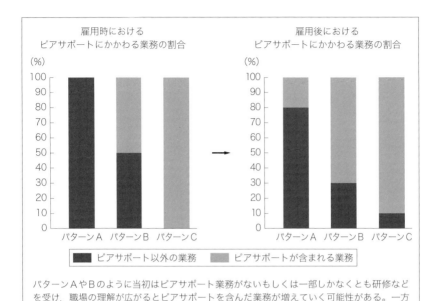

図4-3 (株)MARSにおける雇用時と雇用後のピアサポートにかかわる業務の割合

ターのみが苦手な業務を行わないことがまかり通ってしまえば、ほかの専門職はいつまでも対等とはみなさず、場合によっては職場内での不満が蔓延してしまうであろう。

したがって、当初からすべての従業員が、得意な部分が活かせる環境で働けるように適材適所で配置されれば、強みを活かしながら組織に貢献できる。苦手な部分はチームとして補える環境であれば、そこにピアサポーターが配属されたとしても、できることで組織に貢献をすればよいことになる。環境を整えることによって、悪循環を好循環に変えていけるのである（図4-4, 5）。

ただ、雇用するピアサポーターは、現場での生産的活動やその法人の目的および社会的役割をこなすことが求められるが、そのプレッシャーに耐えうるかどうかは面接だけでは見極めることが難しいときもある。

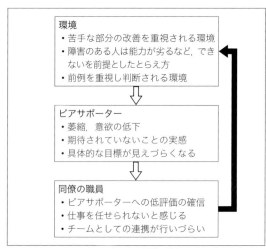

図4-4 （株）MARSにおける環境が整っていないことによる悪循環の一例

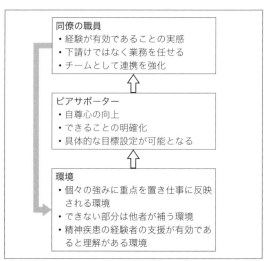

図4-5 （株）MARSにおける環境が整うことによる好循環の一例

場合によっては，就労支援を行ってきた支援者との連携もあったほうがよいであろう。

具体的な活用の事例とピアサポートの視点

では，ある程度環境が整うと具体的に現場ではどのようなかかわりが想定されるであろうか。筆者が所属している法人を例に考察したい。

表4-4は2017(平成29)年9月に行ったアンケート結果である。筆者が所属している法人のピアサポーター7名およびその他専門職7名に，訪問支援時においてどのような支援を行うことが多いのかを17項目の中から5つを選択する形で得た回答である。

対象となる人数が少なくデータとしては心もとない感があるにせよ，結果としては，ピアサポーターが一番意識を向けていた項目は，7名中6名が選択した「信頼関係の構築」であり，続いて「社会生活技能の向上」と「ストレングスの発見」であった。一方で専門職は，7名中5名が選択した「生活上の問題解決」であり，次が「受診・受療援助(外来・入院)」と「服薬確認・服薬管理」であった。

ピアサポーターが選んだ項目をみると，実際には一人ひとりそのつど訪問する目的が違うとはいえ，情緒的なかかわりや，いま以上に生活がよくなるための視点でのかかわりを重視している印象がある。専門職が選んだ項目をみると，何か対象となる人の困りごとがあったうえでのかかわりや，症状悪化の予防や緊急対応が必要な場合の訪問を重視している印象が残る。ピアサポーターの訪問は予防的で情緒的なかかわりであり，専門職の訪問は緊急性があり問題解決的なかかわりではないかと感じる(専門職といっても職種により多少異なると思うが，ここではあくまで筆者の感想である)。

次にピアサポーターと専門職が，連携についてどのような回答があったのかを具体的に紹介する。

表4-4 訪問支援におけるピアサポーターとその他専門職の比較（2017. 9）

訪問支援をする中でどのような支援を行うことが多いのか〔n=14（ピアサポーター7，その他専門職7）〕

17項目のうち，5つに絞り一番優先している項目を選択

訪問時の支援内容	ピアサポーター		その他専門職	
	選択した項目	一番優先している項目	選択した項目	一番優先している項目
入院回避	1		1	
虐待回避	0		1	
症状の観察	3		1	1
受診・受療援助（外来・入院）	1		4	
服薬確認・服薬管理	3		4	1
社会資源（フォーマル）の活用	1	1	3	
社会資源（インフォーマル）の活用	0		0	
生活上の問題解決（経済的問題）	0		1	
生活上の問題解決（衣食住）	3	1	5	3
家族関係改善・家族負担の軽減	2		1	
連携体制の構築	1			
疾病理解・対処能力の向上	2	1	2	
社会生活技能の向上	4		3	
信頼関係の構築	6	4	3	1
主体性の向上	3		3	1
ニーズの明確化	1		0	
ストレングスの発見	4		2	

〔（株）MARS調べ（医）宙麦会ひだクリニック専門職および（株）MARSピアサポーターにアンケートを実施〕

ピアサポーターが回答した具体的な連携内容
・大量の残っている薬が見つかり，どうしてよいか分からないとき看護師と連携し対応した
・明らかに体調不良な人を内科の病院まで一緒に連れて行った
・ひきこもり状態の人に対し，看護師と訪問し，本人の希望がかなうように居場所などを一緒に考えた
・信頼関係の構築にあたり，経験豊富な精神保健福祉士に意見を聞いた
・制度，薬の副作用，ほかの病気のことなどは分からないので，一緒に訪問し，対応をした

専門職が回答した具体的な連携内容
・入浴介助を拒否する患者に「ピアサポーターが介助する」と伝えると了解した
・ひきこもり状態の人に対し，看護師が何度訪問しても変化がなかったが，ピアサポーターとともに訪問することでデイケアにつながった
・初めて単身生活を行った人に対し，ピアサポーターと連携して訪問支援を行ったところ，生活の不安に寄り添い，自身の工夫した経験などを伝えていたことが有効であったと感じた
・症状理解が乏しい人に対し，病気とどのような付き合い方しているのか，ピアサポーターから話してもらった
・本来の生活者として同じ立場で支援にあたり，自分の経験が大きな力になるため，ひきこもり群や未治療の人たちに対し，連携して支援をしている

　このようにアンケート調査の結果から，当グループにおいてピアサポーターとその他専門職の訪問支援での連携は，それぞれの対応困難な部分を補う相互補完的関係であることが分かった。ただし，ピアサポーターは一人ひとりの得意とする部分に違いがあり，専門職は職種によって見方は異なっている。重要なことは，チーム支援としてのかかわりであり，対象となる人がリカバリーに向かうことである。

表4-5 (株)MARSおよび(医)宙麦会ひだクリニックにおけるピアサポーターの役割の一例

医療機関	
精神科デイケア	新規メンバーの案内，プログラム運営，ピアSST等の自己対処技能のスキルアップ練習，仲間づくりのサポートおよびグループワークや居心地のよい雰囲気づくり等の役割を担う
精神科外来	初めて精神科を受診する際の気持ちの共有，主治医に伝えづらい内容の事前・事後での共有，治療における不安な気持ちなどの情緒的なサポートを行う役割を担う
訪問看護ステーション	看護師とひきこもり経験のあるピアサポーターが一緒に訪問を行い，信頼関係の構築が難しい方々に対しても本人の考えや状況に寄り添ったサポート等の役割を担う
障害福祉サービス提供事業所	
生活支援員	生活リズムが不安定な方々や対人関係に自信がない方々へ，ピアサポーター自身の経験も踏まえたサポートを提供し，困難な部分とできている部分などを一緒に考え，次の支援につなげる役割を担う
訪問支援員	信頼関係の構築や病気の理解や対処能力の向上，主体性の向上などを意識した訪問支援を行い，時間をかけて本人の考えや状況に寄り添いながらほかの専門職との橋渡しなどの役割を担う
世話人	生活面でよかったことや一人暮らしをしていて困ったことを共有して，一人で生活ができる自信をもってもらえるようサポートを行うとともに緊急時の対応や専門職への連絡等の役割を担う
就労支援員	ピアサポーター自身の就労での失敗体験，働いている中で感じるプレッシャー，対人関係でのトラブルがあった際の対処方法等を共有することや，働く理由をより深く考えるためのサポートを行うことで，継続して働くために必要な不安の軽減や動機づけ等の役割を担う
サービス管理責任者/相談支援専門員	ピアサポーター自身がサービスを利用していたころの経験を活用し，そのときのどのような部分でのサポートがあればよかったのか，またどんな支援を受けたことでリカバリーしたのか等の視点での面談およびサービス等利用計画の作成補助や個別支援計画の作成等の役割を担う
その他	講演会等でほかの病院や福祉事業所等でピアサポーター自身のリカバリーストーリーを話す等を行い，ロールモデルやリカバリーに向かうためのきっかけづくり等の役割を担う

ピアサポーターの役割とは

　これまでピアサポーターを活用するための条件や具体例を記述したが，同じ精神疾患の病名であったとしても症状は異なる場合も多く，個々の人生経験も様々である。また，一緒に働く専門職も様々であり，雇用される法人も規模や理念や環境も異なる。そのように考えると多種多様な要素があり，ピアサポーターの活用や役割を一様に説明することは難しいと感じてしまう。

　しかし，つらいときに同じような気持ちを理解してくれる仲間というのはとても心強いであろうし，将来の希望がもてることは確かであろう。また，リカバリーの過程をお手本のように示してくれるのは，いままさに困っている人たちにとっての大きな助けになると思う。

　表4-5は筆者の経験から感じているピアサポーターの役割の一例である。これからピアサポートを活用して働きたい人や一緒に働く予定の医師やコメディカルスタッフ，そのほか医療・福祉にかかわる人たちの参考になれば幸いである。

■引用文献
1) 江間由紀夫：精神保健福祉領域におけるピアスタッフの役割について．東京成徳大学研究紀要（人文学部・応用心理学部）2017：24，40．
2) 精神障がい者ピアサポート専門員養成のためのテキストガイド編集委員会：精神障がい者ピアサポート専門員養成のためのテキストガイド．第3版，2015，障がい者福祉支援人材育成研究会，p.24．
3) 坂本智代枝：精神保健福祉士がピアサポーターを支援する経験を通して成長するプロセスに関する研究．2009，高知女子大学．博士論文，p.23．
4) Corrigan PW, Mueser KT, Bond GR, Drake RE, Solomon P：Principles and Practice of Psychiatric Rehabilitation：An Empirical Approach. 2008, The Guilford Press, p.365.

5 障害領域を貫くピアサポートの専門性と有効性

(1) ピアサポートの専門性

はじめに

　この稿では，ピアサポートの専門性と専門性を発揮しやすい職場について述べたいと思う。当事者，専門職がピアサポートの専門性について理解し，協働して支援するために望ましい職場環境はどのようなものだろうか。

　医師には医療の専門性が，看護師には看護の専門性があるように，ピアサポートの活動にも専門性がある。多職種が協働する場合には，お互いの専門性を尊重することが大切だといわれており，ピアサポートの専門性がほかの専門職と同様に尊重されることが期待される。なお，この稿でピアサポートの専門性という言葉を用いる場合，福祉サービスの中で職業として従事するピアサポーターの専門性を指す。

　いまのところ，その専門性は広く社会に知られているとは言いがたい。そのため，ピアサポートの効果を期待してピアサポーターを雇用してみたが，うまくいかなかったという話も耳にする。例えば職場の中でピアサポーターが孤立してしまうという声が少なくない。ピアサポーターや専門職がそれぞれ利用者のことを考えて支援しているのだが，お互いの文化や価値観の違いから衝突が起きることもある。また，ピアサポーターが生活できないような賃金しか得られない職場もあり，安上がりな労働力として扱われているという当事者からの指摘もある。

▶自己紹介

　筆者はピアサポートの研究者ではなく，障害福祉の現場で働くことで生計を立てている障害のある人だ。精神保健福祉士と社会福祉士の資格を持ち，相談支援専門員として配置されている。業務内容は職場の他の相談員と変わらない。相談支援の傍らで地域移行や啓発活動に従事するピアサポーターのコーディネートを行っている。その立場で，職場や社会において起きていることを紹介し，ピアサポートの専門性について考えたい。

　なお，筆者は主に精神障害の領域で活動していることもあり，取り上げるエピソードが精神障害に偏っていることはあらかじめお断りしておく。

ピアサポートの専門性
▶専門性について

　障害者ピアサポーター養成研修の会議で，専門性という用語の意味が受講者に伝わるのだろうかという議論がなされた。特に知的障害のある人に専門性の意味が伝わりにくいのではないかと心配する声があった。そこで，ひとまず専門性を「私たちの強み」と言い換えることにした。専門性と強みは必ずしもイコールではないにせよ専門性のもつ意味をよく表しているだろう。

▶私たちの強みと私の強み

　「私たちの強み」と「私の強み」，「私たち」と「私」は似ているようで少し違う。一人ひとりのピアサポーターは，障害があることで何かしら困難な状況でありながらも，過度に障害に振り回されることなく，自分自身に新たな意味を見出したり，自分の人生を取り戻したりしている。その歩みは一人ひとり異なるユニークなものであり，ピアサポーター一人ひとりの「私の強み」ということができる。

　同じような障害から人生を取り戻した経験があるからこそ個人を越えて多くのピアサポーターに共通した「私たちの強み」があるのではない

か。ここではいくつかの「私たちの強み」を紹介する。

▶ロールモデル

　障害者ピアサポーターは障害のある人に対して，ロールモデルになる可能性を秘めている。ここでのロールモデルは「人生のお手本」や「一歩先を行く先輩」ともいわれる。例えば，精神科病院に長期間入院している患者が，ピアサポーターと出会い，地域での生活をエピソードとともに知ることで，自分も地域で生活できるかもしれないと気づき，退院できるような例である。地域で自立生活を実践している身体障害のある人は，これから自立生活を考えている身体障害のある人にとって有用な情報源になると同時に精神的な支えにもなるだろう。ロールモデルは，単なる情報を越えて，ほかの障害のある人に影響を与え，精神的な支えになる存在だ。

　障害のあるなしにかかわらず，誰にとっても「人生のお手本」や「一歩先を行く先輩」は必要な存在だろう。障害者ピアサポーターの専門性として，ロールモデルを強調する意義は何だろうか。ひとつの答えは，病院や施設（入所や通所にかかわらず）で生活する障害のある人は，身の回りに次のステップの参考になる人を見出しにくいことだ。病棟や施設では，自分と同じような人ばかりがいることになる。例えば，働きたいと思う障害のある人が通所施設にいるとする。一般就労している障害のある人は施設を卒業しており，身近に働いている障害のある人がいないことが多い。施設を利用する障害のある人は「働くことができる」と頭では分かっていても実感を得にくい。事業所で働いているピアサポーターがいるならば，そこの利用者に対して，障害のある人でも働くことができるのだというロールモデルになりえる。

▶障害と苦悩

　障害とはどのようなものなのか，いくつかの考え方がある。例えば，医学モデルや社会モデルだ。障害がどのようなものであるかも大切なことだが，障害があることで人生にどのようなことが起きうるのか，という視点も大切ではないだろうか。

ここで，筆者の例を紹介する。20代にシステムエンジニアして働いているときに発症している。思春期にうまくいかないことがあって不登校や中退を経験し，精神的な不調は10代のころにさかのぼるが，精神科の薬を飲み始めたのは24歳のときだ。当初は薬を飲めば治ると当たり前のように信じていたが，薬が万能ではないと気づくのはもっと時間が過ぎてからだった。家族や周囲に心ない言葉を投げてしまうこともあれば，反対に家族や周囲が怖くて怖くてたまらなかったときもある。自分自身のことが自分の意思ではどうしようもできずに長い時間を過ごしていた。病気との付き合い方がいまほどは分からずに，病気に振り回されていたように思う。結果として失業や離婚という喪失体験を味わった。筆者の周囲にも退学せざるを得ない人，家族と別れて暮らすことになった人が少なくない。そのような喪失体験は，症状によるつらさだけでなく，いままで積み上げてきた人生が崩れていく様を目の前で眺めるしかない苦悩がある。そして，崩れ去った後で，元どおりになれると簡単には思えなかった。

　障害のある人の数だけ苦悩がある。障害があることで周囲の人と同じように働けない，勉強できない，子育てや家事ができないといった苦悩もある。つまり，どうして普通の人と同じようにできないのか，というものだ。障害を経験していない人では，障害があるから仕方がないからと割り切ることを提案しがちだが，人生の悩みは割り切れないだろう。

　ピアサポーターの専門性のひとつは，障害という言葉に隠されてしまいがちな人生を思い浮かばせることだと考えている。障害には苦悩が伴うということを自分たちの経験からリアリティをもって意識しやすい。人それぞれ障害は異なるが，障害のある人は共通して何らかの苦悩を持っているだろう。障害のある人といわゆる健常者の間で壁を感じることがあるが，障害を経験しているならば，障害からの苦悩を分かってもらえるのではないかという安心感があるかもしれない。

▶ユーザーの視点

　ピアサポーターは障害福祉の中でサービスを提供すると同時に，医療や福祉のサービスを利用しているユーザーでもある。入院や施設の経験がある人もいれば，継続的に医療にかかる人，就労継続支援B型など日中活動の事業所に通う人もいる。ヘルパーが欠かせない人もいるだろう。筆者の場合は入院経験があり，現在も精神科に通院している。相談支援事業所で働きながら，別の相談支援事業所を利用していた。

　精神科に入院したことがあると，仕事で病院を訪れたときに，自分がここに入院したらどうだろうか？　という視点で病院を眺めてしまう。現在はフルタイムで働いているが，自分の不調のときに入院をしてもよい病院，避けてほしい病院をリストアップして家族に伝えているくらいで入院は他人事ではない。精神科の病棟は持ち込める私物の制限が一般科よりも厳しい。過度に厳しい病棟は遠慮したいと思う。例えば，ペットボトル飲料を持ち込めない病棟も少なくないが，一律禁止は日常生活からかけ離れている。個別対応するべきだと感じる。病棟の公衆電話がプライバシーの確保された場所にあるかも重要だ。自分が安心できないような環境は積極的に相談に来る人に勧めにくい。もちろん人によって安心できる環境は異なる。筆者の基準が絶対でなく，その人の好みや希望を優先することが当然だ。重要なポイントは，自分が安心できない環境を他人には勧めないという当たり前のことを，ユーザーの視点があるからこそ気づきやすいということである。

▶自分にとっての専門家

　アメリカの精神的に困難な経験をした人たちが開発したWRAP（Wellness Recovery Action Plan：元気回復行動プラン）が大切にしている考え方のひとつに「あなたはあなた自身にとっての，最も優れた専門家」がある。これはピアサポーターにとっても大切な考え方だろう。

　例えば，薬の作用機序（仕組み）を知らなくても，自分に合う薬かどうかや，効果や副作用を実感しているかどうかは分かる。また，働きたいと思ったときに，ある仕事が自分に向いているかはどうか分からなくて

も，その仕事で働きたいかそうでないかは知っている。日常を越えて，人が死にたいと思うような極限の場面でも「自分にとって一番の専門家は自分」は有効だ。以前にも死にたいと思ったことがある人なら，生きるために実行した対処があるはずで，そうでなければいまここにいない。絶望的と思える状況においてもその人の中に答えがあることがある。

▶職場で起こり得ること

　ここからはピアサポーターが専門性を発揮しやすい環境，つまりピアサポーターと職場について説明したい。

▶役割葛藤

　「役割に対する葛藤が起こりやすいのは，ピアサポーターとしての経験値が高くなってきたとき」[1]といわれており，ピアサポーターが周囲の職員と同じような視点で利用者を見ていた，あるいは保護的に接していたことに自ら気づいたときに，障害のある人と支援者のどちら側だろうかと思い悩むことがある。周囲から障害のある人らしくないと言われることも少なくない。

　筆者はいまの仕事に就いてから，職を辞めようと思ったことが何度かある。たいていの理由は役割葛藤によるもので，自分がされたくないことは他人にしないという当たり前のことができなかった場合が多い。最近では，入院している友人に面会に行ったときに，身体拘束されていて，自分は身体拘束させる側にもいるのだな，と強く感じさせられた。自らが手を下していなくても板挟みになって苦しくなる。増川ねてるは「板挟みになるとか，そこを成熟させていくのがピアサポーターだと思う。それはほかの職種ではできなかったことだ」[2]と述べている。筆者も役割葛藤がないピアサポーターは存在意義があるだろうかと疑問に思う。両者の間で揺らぐ存在がピアサポーターかもしれない。

　ところで，役割葛藤は障害のある人だけの葛藤ではない。いわゆる専門職でも，質の高い支援と経営の両立に悩む人は多いだろう。おそらく

経営の圧力が強すぎる職場では，支援者はいきいきとした支援ができないのではないだろうか。同じように役割葛藤が強すぎるとピアサポーターはつぶれかねない。反対に，ピアサポーターの専門性が発揮しやすい職場は，自分がされたくないことは他人にしない当たり前が，当たり前にある職場だろう。

▶二重関係

二重関係（多重関係）は，支援者と利用者が，援助関係だけでなくほかの関係もあることをいう。治療や支援関係において倫理的に望ましくないとされている。極端な例だが，支援者が利用者に対してお金を貸しているとしよう。それも少なくない金額を。お金を貸したからといって関係が必ずこじれるとは限らないが，関係が複雑になることは否めない。

あるピアサポーターが自分が利用していた事業所で働きはじめたとする。事業所の職員に対しては，同僚あるいは上司・部下の二重関係になる。利用者仲間に対しては援助関係が加わる。ピアサポーターになったとしても利用者仲間との関係は続くだろうから，個人的な情報を知りやすい。同時に，仕事では利用者仲間の家庭環境や経済状況といった微妙な情報を知る立場にもなる。筆者は入職前から付き合いのある利用者の複雑な家庭環境を知ってしまいショックを受けたことがある。

二重関係から起きる葛藤を防ぐには，かつての利用者を雇用しない，事業所外に相談できるように取り計らうなどの対処が有効といわれている[3]。筆者の場合，いまの職場に就職することが決まったころから別の市町村の相談支援事業所を利用しはじめた。当時は二重役割という言葉は知らなかったが，直感で上司と相談先は分けたほうがよいだろうと思ったからだ。

▶取り込まれる

アメリカの精神科医で自らも統合失調症でもあるダニエル・フィッシャー（Daniel Fisher）は，ピアスペシャリストが，ピアサポートやリカバリーのことをほとんど理解していない専門家からスーパーバイズを受けることで，専門家に比べて低い地位に置かれると指摘する[4]。筆者は

日本においても同様のことが起きていると感じている。ある自治体の地域移行の委託事業の仕様書で，ピアサポーターがピアサポーター以外の職員の指導監督を受けることが要件に書かれていた。専門職がピアサポーターの専門性を理解していない場合，彼らは何を根拠に指導するのだろうかという疑問が出てくる。
　また，ピアサポーターが一人しかいない職場（一人職場といわれる）では，専門性を活かした支援について，ほかのピアサポーターから学ぶことができない。その結果，周囲の専門職を見てまねることになる。専門職教育を受けないまままねるとすれば支援の質が下がり，ピアサポーターのアイデンティティが揺らぎかねない。
　このように専門職や職場に取り込まれる現象を防ぐために，ピアサポーターの側は研修や職能団体を通じて専門性や価値を意識づけること，職場を越えてピアサポーターのネットワークをつくることが求められるだろう。そして，共に働く専門職がピアサポートの専門性について理解することも大事だ。取り込まれる現象はピアサポーターと専門職の衝突のように見えてしまうが，実は専門職もまた業界に取り込まれていることに気づく。
　筆者がこの業界に入ったときは就労系施設の工賃の安さに驚いたが，慣れてくると感覚がまひしてくる。専門職に取り込まれるとはこういうことかと一人納得した。頭では原点回帰したいと思うがなかなかそうは行かない。筆者の場合，職場以外での障害者仲間との付き合いが，感覚を取り戻すために役立っている。ところで，工賃の安さにまひしていく感覚はピアサポーターだけでなく専門職にも当てはまるだろう。業界に取り込まれる現象は，ピアサポーターに限定されないで支援者に共通すると感じている。自分たちが何に取り込まれているのか，ピアサポーターや専門職の立場に関係なく共有することができれば，同じ支援者としての課題を共有することができ，協働するうえでの土台が固まるのではないだろうか。

▶働き方や業務が枠にはめられる

　職場がピアサポーターの仕事に枠をはめて，その枠を固定してしまうならば，その職場でのピアサポーターの成長には限界がある。例えば，ピアサポーターにキャリアアップの道筋がほかの職員と同様に示されているかどうか。筆者の観察範囲ではキャリアアップが閉ざされている職場が少なくない。ピアサポーターをパートやアルバイトとして雇用するが，正職員としては雇用しない職場は存在する。勤務時間が短いなどの要因で，結果として正職員に登用されないならば合理的に思えるが，ピアサポーターだからという理由で正職員に登用されないのであれば，ピアサポーターは負のロールモデル，偏見をもたらす存在になりかねない。それはとても残念なことだ。ピアサポーターにとどまらない障害者雇用全体にいえる課題でもある。

　最近はどこの職場でも残業を減らすことが課題だとメディアが報じている。筆者の職場では基本的に残業はしないで仕事することになっており，実際に定時で帰宅する職員が多い。これが，障害のある人だから残業しないという職場であれば，後ろめたさを感じるかもしれない。ピアサポーターが働き続けるために誰にでもやさしい労働環境が重要な要素だと感じる。

　制度について勉強したいピアサポーターに対して，経験を活かすことが仕事だから制度は知らなくてよい，という専門職の話を耳にすることがある。制度はピアサポーターの得意分野でないかもしれないが，ピアサポーターその人自身の経験だけを支援の道具として活用することには限界がある。ピアサポーターが学ぶことで支援が広がる。仮に，福祉制度の知識が多少ある医師や看護師と，福祉制度の知識が乏しい医師や看護師がいたとすれば，協働する相手として前者を好む人が多いと思う。ピアサポーターも同様である。ピアサポーターの専門性を尊重することと枠をはめることは異なる。ピアサポーターも支援者としての最低限の知識を持ち合わせていることで利用者の可能性も広がっていく。

可能性の広がりを信じる

　筆者の観察範囲だが，医療や福祉の専門職は障害のある人への支援は慣れているが，同僚としての障害のある人に戸惑いを感じる人が少なくないように感じている。ピアサポーターにも同じことが当てはまり，専門職に遠慮してしまう人が少なくない。筆者自身この仕事に就いてから間もないころは，あるときは障害のある人を代弁しなければと勢いづき，またあるときは反対に専門職に遠慮してしまっていた。どのように振る舞えばよいか分からなかったのである。職場の同僚として，連携相手として，協働しやすい環境について考えてみたい。

▶お互いの摩擦を越えて

　ピアサポーターは利用者や患者に対する叱責や理不尽に敏感ではないだろうか。自分の身に降りかかったことではないのに痛みを覚えたり，自分がされているように感じることが少なくないからだ。病気や障害が背景にあるような理不尽さに多くのピアサポーターは敏感だと思う。

　このことはピアサポーターの専門性になりうると同時に脆弱性になるのではないか。例えば，薬を処方どおり飲まないことに怒る支援者は少なくないと感じているが，具体的な対処なしに飲み忘れを怒る支援者には嫌悪感を抱いてしまう。筆者自身も意図せず飲み忘れることがあるからだ。また，役割葛藤のところで触れたように，筆者は身体拘束の場面に遭遇して心がぐらつき，それからしばらく仕事を辞めようか思い悩んだこともある。

　これらは旧来の支援者の文化や現在の精神保健医療福祉の限界とピアサポーターとの摩擦だと筆者は理解しているが，ピアサポーターが専門職と協働してゆくためには，専門職をはじめとして支援者が摩擦を解消するために取り組んでいることをピアサポーターが実感できることが大事だと考えている。つまり，職場や業界の可能性が未来に向けて広がっていれば，ピアサポーターと専門職の協働は進みやすく，質の高い支援につながるだろう。

■引用文献
1) 金文美, 橋本達志, 村上貴栄：事例でわかるピアサポート実践—精神障害者の地域生活がひろがる. 2014, 中央法規出版, p.212.
2) 小川瑛子, 増川ねてる, 松原祐, 他：座談会 ピアスタッフ・ピアサポーターの現在と未来—罠と揺らぎ. 精神医療2014：74(149), 29.
3) 相川章子：精神障がいピアサポーター—活動の実際と効果的な養成・育成プログラム. 2013, 中央法規出版, pp.77-78.
4) ダニエル・フィッシャー, 松田博幸訳：真にリカバリーに基礎をおく精神保健システムを設計するために当事者はどのようにステップアップするのか. National Council Magazine. 2007：3, 2.

(2) データで読み解く ピアサポートの現状と有効性

　本稿では，2015（平成27年）度に厚生労働省が実施した「障害福祉サービス事業所等におけるピアサポート活動状況調査（以下「本調査」）」[1]のデータをもとに，ピアサポート活動を実施する者（以下「ピアサポート活動従事者」）の現状を把握するとともに有効性について検討する。
　なお，本調査におけるピアサポートの定義を以下のとおり設定し，調査を実施している。

- 同じ課題や環境を体験する人同士が，対等な関係性の仲間（ピア）で支え合うことであり，「障害のある人」が「障害のある人」を支援する業務や活動を行うこと（面接や動向に加え，その支援に必要な書類作成等の業務も含む）
- ただし，障害のある人の家族が障害のある人あるいは障害のある人の家族への支援活動をすることや，障害のある人自身がセルフヘルプグループとしての当事者活動に参加することは本調査の対象には含めない

　なお，本調査は事業所に対する事業所調査のほか，ピアサポート活動従事者に対する調査および実際にピアサポート活動従事者が活躍している事業所に対する調査も実施しているが，本稿では事業所に対して実施した調査のみを対象とした再分析を行った。

本調査の概要

　本調査では，管理者やサービス管理責任者，サービス提供責任者等といった事業所のピアサポート活動全般を把握している者に回答を依頼した「事業所調査」と，事業所で活動しているピアサポート活動をしている者を対象とした「活動従事者調査」の2種類を実施した。それぞれの集計状況は以下のとおりである（表5-1）。

表5-1　集計結果

	配賦数	有効回収数	有効回収率
事業所調査	827件	281件	34.0%
活動従事者調査	4,135件	257件	※

※活動従事者調査票は1事業所あたり5通送付したが，事業所によって活動しているピアサポート活動従事者の数が異なるため，正確な有効回収数を算出できなかった。

なお，調査を実施するにあたり，都道府県および政令指定都市，中核市に「ピアサポート活動従事者が活動している事業所」の事業所リスト作成を依頼し，提出されたリストをもとに調査対象となる事業所872カ所を抽出した。その対象すべてに対しアンケートを実施するとともに，活動従事者調査は，調査対象事業所にてピアサポート活動に従事する者（最大5名）を抽出してもらい，その従事者を対象に実施した。

ピアサポートの現状
▶働く環境

勤務日数をみると，「16日以上」活動しているとする回答が57.2%であった（表5-2）。また従事している福祉サービスをみると，正職員・非正職員として従事している人では「就労継続支援B型」が最も多く，「計画相談支援（障害者総合支援事業の市町村からの委託）」「地域移行支援」「地域活動支援センター」「地域定着支援」「就労継続支援A型」の順で活動が多い結果となっている（表5-3）。加えて，支援対象は同じ障害をもっている人が中心であるが，精神障害のある人のピアサポート活動従事者に比べて身体障害のある人のピアサポート活動従事者については，異なる障害がある人に対して支援していることが分かった（表5-4）。

表5-2　事業所の常用雇用労働者数の人員体制（数値で回答したものを集計）

勤務日数	回答率（n=257）
1～15日	29.6%
16日以上	57.2%
無回答・無効回答	13.1%

表5-3 ピアサポート活動従事者が従事している障害福祉サービス（複数回答）

従事している福祉サービス	正職員・非正職員として従事している (n=139)	正職員・非正職員以外として従事している (n=66)
居宅介護	6.5%	9.1%
重度訪問介護	6.5%	3.0%
同行援護	3.6%	1.5%
行動援護	—	—
重度障害者等包括支援	—	—
短期入所	2.2%	—
療養介護	—	—
生活介護	5.8%	1.5%
施設入所支援	3.8%	0.0%
自立訓練（機能訓練）	0.7%	1.5%
自立訓練（生活訓練・宿泊型）	—	—
自立訓練（生活訓練・通所型）	2.2%	4.5%
就労移行支援	8.6%	3.0%
就労継続支援A型	12.9%	—
就労継続支援B型	18.0%	19.7%
共同生活援助（介護サービス包括型）	2.2%	3.0%
共同生活援助（外部サービス利用型）	2.9%	—
移動支援	4.3%	1.5%
地域活動支援センター	14.4%	25.8%
福祉ホーム	—	—
計画相談支援（障害者相談支援事業の市町村からの委託なし）	6.5%	6.1%
計画相談支援（障害者相談支援事業の市町村からの委託あり）	15.8%	12.1%
地域移行支援	15.8%	9.1%
地域定着支援	12.9%	6.1%
上記以外	10.1%	4.5%

表5-4　支援する対象の中で最も多い障害種別（単一回答）

支援者＼被支援者	身体障害	知的障害	精神障害	難病	その他	無回答
身体障害（n=112）	69.6	13.4	15.2	0.0	0.9	0.9
精神障害（n=115）	4.3	1.7	88.7	0.0	0.9	4.3
その他（n=21）	9.5	52.4	19.0	4.8	9.5	4.8

　これらの事実を踏まえると，活動しているピアサポート活動従事者はほぼ常勤に近い形で勤務し，就労系事業所や相談系事業所，地域活動支援センターといった事業で活躍している人が多い。また支援対象については障害の種類によって違いがみられた。

▶仕事内容

　表5-5はピアサポート活動従事者が働いていると回答した事業所のうち，ピアサポート活動従事者が実際に携わっている業務であると回答した事業所の割合である[注1]。

　共通してみられる仕事は，「面談・面接」「利用者との連絡および電話相談等」「支援にかかる文書作成」といった仕事であった。就労系サービスを提供する事業所において，ピアサポート活動従事者が提供する仕事として特徴的なのは，「会議参加および議事進行」といった仕事であり，また，相談系サービスを提供する事業所において，ピアサポート活動従事者が従事する仕事は，すべての内容に携わっていることが特徴ということができる。地域活動支援センターのピアサポート活動従事者は，「利用者以外との連絡および電話相談等」や「グループ活動等への参加」などが特徴的な仕事である。

注1　各項目の実施割合の算出方法は以下のとおりである。

$$各項目の実施割合（\%）＝\frac{当該業務に従事しているピアサポート活動従事者が1人以上いると回答した事業所}{n（ピアサポート活動従事者がいると回答した事業所）}$$

　なお，仕事内容については，日本精神保健福祉士協会「精神保健福祉士業務指針」作成委員会編：精神保健福祉士業務指針及び業務分類，第2版，2014，日本精神保健福祉士会を参考に作成した。

表5-5 ピアサポート活動従事者が従事している仕事内容(複数回答)

仕事内容	就労系サービス (n=36)	相談系サービス (n=21)	地域活動支援センター (n=13)
同行支援	27.8%	61.9%	46.2%
面談・面接	55.6%	90.5%	84.6%
家庭訪問	8.3%	71.4%	38.5%
利用者以外との面接・面談	8.3%	71.4%	38.5%
家族直接支援	30.6%	71.4%	46.2%
関係機関直接連絡調整	30.6%	71.4%	46.2%
利用者との連絡および電話相談等	52.8%	76.2%	69.2%
利用者以外との連絡および電話相談等	16.7%	42.9%	53.8%
家族連絡および電話相談等	27.8%	61.9%	30.8%
関係機関連絡調整	44.4%	61.9%	46.2%
会議参加および議事進行	61.1%	71.4%	46.2%
グループ活動支援	30.6%	52.4%	84.6%
啓発活動	27.8%	52.4%	84.6%
関係機関との連携	36.1%	66.7%	69.2%
企画・立案	22.2%	61.9%	53.8%
支援にかかる文書作成	80.6%	71.4%	76.9%
総務	27.8%	19.0%	30.8%
庶務	55.6%	28.6%	76.9%

　ただし，本調査とは別途実施されたヒアリング調査[注2]では，ピアサポート活動従事者と健常の職員との仕事内容を区別しない事業所もあれば，ピアサポート活動従事者の当事者性を踏まえた業務内容を設定し，その役割を担ってもらっているところもあり，ピアサポート活動従事者が従事する仕事は事業所の考え方によるところが大きい。

注2　本調査と同時期に実施したピアサポート活動従事者を雇用する事業者向けに実施したヒアリング調査

ピアサポート活動の有効性

次に、ピアサポート活動が活躍することの事業所からみた「利用者にとっての効果」と「従業員(一緒に働いている同僚)にとっての効果」について分析した結果について述べる(表5-6、7)[注3]。

▶ピアサポート活動従事者が支援することの効果

事業所が考える「利用者にとっての効果」としては、「⑦経験者ならではの、気持ちに寄り添った言葉をかけることができる」「⑥経験者ならではの生活の知恵を伝えられる」「⑧利用者にとって貴重な(回復の)モデルとなる」「⑩前向きに活動している仲間の存在を知り、利用者が夢や希望を口にするようになる」といった項目で25％以上が「とても効果がある」と回答している[注4]。

一方、事業所が考える「従業員(一緒に働いている同僚)にとっての効果」としては、「①障害特性への理解が深まる」「⑤自立生活を送る障害者を具体的に知ることができる」「④本人を中心とした支援が浸透する」といった項目で25％以上が「とても効果がある」と回答している。

以上から、事業所は、「経験者ならではの気持ちに寄り添った声かけや生活の知恵を伝えられる」ことがピアサポート活動従事者を雇用することの利用者にとっての効果ととらえており、また「障害特性の理解」「自立した障害者を知る」「本人中心とした支援の浸透」といったことが従業員(一緒に働いている同僚)にとっての効果ととらえているといえる。

注3 なお、利用者にとっての効果は、表5-6にある14項目、従事者(一緒に働いている同僚)にとっての効果は、表5-7にある11項目にて、それぞれ「とても効果がある」「効果がある」「どちらともいえない」「効果がない」「まったく効果がない」の5段階で測定した。ただし、ほとんどの項目が、「とても効果がある」「効果がある」を合算すると半数以上が該当すると回答しているため、分析では「とても効果がある」との回答について、その変化について分析を実施した。表5-6、7はその結果を取りまとめたものである。いずれも、全体で「とても効果がある」と回答した割合が大きい順に並び替えて掲載している。

注4 「とても効果がある」「効果がある」「どちらともいえない」「効果がない」「全く効果がない」の5段階尺度のうち「とても効果がある」と回答した割合を示した。「全体」とは回答者数。

表5-6 ピアサポート活動従事者を雇用することの利用者にとっての効果 (%)

	全体 (n=185)	主たる支援対象の障害種別				地域移行相談支援実施の有無		雇用開始時期		事業所の従業員規模	
		身体 (n=36)	知的 (n=23)	精神 (n=78)	主なし (n=40)	実施事業所 (n=54)	未実施事業所 (n=100)	H24以降 (n=67)	H23以前 (n=71)	10人以上 (n=57)	10人未満 (n=98)
⑦経験者ならではの、気持ちに寄り添った言葉をかけることができる	30.8	33.3	8.7	38.5	22.5	44.4	20.0	31.1	36.2	19.3	36.7
⑥経験者ならではの生活の知恵を伝えられる	30.3	36.1	0.0	41.0	20.0	46.3	19.0	26.2	39.7	19.3	34.7
⑧利用者にとって貴重な(回復の)モデルとなる	28.6	30.6	0.0	41.0	20.0	40.7	19.0	27.4	33.8	19.3	33.7
⑩前向きに活動している仲間の存在を知り、利用者が夢や希望を口にするようになる	25.9	33.3	0.0	35.9	20.0	42.6	14.0	30.5	25.0	14.0	32.7
②利用者の不安・孤独が解消される	24.9	38.9	0.0	33.3	12.5	40.7	17.0	21.3	31.9	17.5	31.6
⑤経験者ならではの、インフォーマル資源の活用方法を伝えられる	24.3	33.3	4.3	29.5	15.0	37.0	15.0	20.0	32.8	15.8	28.6
⑨利用者の意思表明を促進できる	22.2	25.0	4.3	26.9	17.5	35.2	15.0	28.3	21.7	12.3	28.6
⑫将来に希望がもてるようになる	21.6	16.7	4.3	29.5	22.5	35.2	13.0	28.3	19.1	7.0	28.6
⑬経験者の助言を求めている利用者のニーズを満たすことができる	21.6	19.4	0.0	19.2	15.0	27.8	11.0	19.7	14.7	5.3	24.5
⑪(例えば、退所や就労などの自立生活に関する)目標への意欲が向上する	21.1	25.0	0.0	28.2	17.5	35.2	12.0	25.0	22.1	8.8	26.5
①利用者の具体的な生活像が見えやすくなる	17.3	13.9	0.0	23.1	17.5	31.5	10.0	19.1	18.0	5.3	21.4
⑭専門職への不信感がある利用者とも信頼関係が築きやすくなる	17.3	27.8	4.3	17.9	15.0	25.9	13.0	20.6	20.0	7.0	26.5
④専門職と利用者を媒介することで、専門職と利用者のコミュニケーションが促進される	15.7	13.9	0.0	21.8	10.0	27.8	10.0	18.6	17.9	5.3	21.4
③障害特性に合った福祉サービスの仕方を提案できる	14.6	27.8	0.0	12.8	15.0	22.2	10.0	15.0	20.6	5.3	20.4

「主なし」の記載は、支援対象として福祉サービスを特に設定していないとの回答をした事業所の集計結果である。

表5-7 ピアサポート活動従事者を雇用することの従業員（一緒に働いている同僚）にとっての効果（%）

	全体 (n=185)	主たる支援対象の障害種別				地域移行相談支援実施の有無		雇用開始時期		事業所の従業員規模	
		身体 (n=36)	知的 (n=23)	精神 (n=78)	主なし (n=40)	実施事業所 (n=54)	未実施事業所 (n=100)	H24以降 (n=67)	H23以前 (n=71)	10人以上 (n=57)	10人未満 (n=98)
①障害特性への理解が深まる	24.9	33.3	4.3	26.9	25.0	37.0	19.0	26.2	29.0	14.0	31.6
⑤自立生活を送る障害者を具体的に知ることができる	24.3	41.7	0.0	21.8	17.5	29.6	17.0	23.0	29.4	12.3	30.6
④本人を中心とした支援が浸透する	23.8	33.3	0.0	24.4	20.0	31.5	17.0	24.6	26.5	8.8	29.6
⑦障害者である同僚と一緒に働くことで、より深く障害者を理解するようになる	22.2	22.3	4.3	21.6	15.0	22.2	17.0	16.1	21.7	14.0	21.4
⑨障害者である同僚と一緒に働くことで、障害者の可能性を信じられるようになる	21.6	33.3	4.3	19.2	17.5	27.8	16.0	18.0	23.2	14.0	24.5
⑧障害者である同僚と一緒に働くことで、より深く障害者を尊重するようになる	21.1	38.9	4.3	19.2	30.0	33.3	19.0	18.0	32.4	15.8	30.6
③利用者のニーズを把握しやすくなる	20.0	33.3	0.0	23.1	20.0	31.5	17.0	23.0	27.9	12.3	28.6
⑩障害者である同僚と一緒に働くことで、障害者の調整を後押しするような職場の雰囲気が形成されるようになる	20.0	41.7	4.3	23.1	17.5	27.8	19.0	23.0	30.4	19.3	26.5
②利用者の幅広い情報収集ができるようになる	18.4	41.7	0.0	17.5	16.7	24.1	18.0	19.4	29.4	10.5	27.6
⑥障害者がいることで、利用者の自立や回復を想像できるようになる	17.3	27.8	0.0	17.9	20.0	25.9	12.0	16.4	22.1	0.5	21.4
⑪適切な対応をすれば回復することが分かり、仕事のやりがいにつながる	15.7	22.2	0.0	17.9	15.0	22.2	11.0	19.7	16.4	7.0	23.5

「主なし」の記載は、支援対象としている主たる障害を特に設定していないとの回答した事業所の集計結果である。

▶支援対象とする主たる障害の種類と効果の関係

　ピアサポート活動従事者が活躍することの効果について，事業所が支援する主たる障害種別によって違いがあるのか，利用者にとっての効果と従業員（一緒に働いている同僚）にとっての効果の両面から確認した。

　利用者にとって「とても効果がある」と回答した割合は，身体障害のある人が主たる支援対象である事業所と精神障害のある人が主たる支援対象である事業所に大きな違いはなかった一方，知的障害のある人が主たる支援対象である事業所では，ほかと比べて「とても効果がある」と回答する割合が小さかった。また，事業所が従業員（一緒に働いている同僚）にとって「とても効果がある」との回答は，身体障害のある人を主たる支援対象とする事業所の割合が大きいが，知的障害のある人を主たる支援対象とする事業所の割合は小さかった。

　以上の傾向から，知的障害のある人を主たる支援対象とする事業所にとって，ピアサポート活動従事者が活躍することに対する効果は，あまり見出されていない状況にあると考えられる。また，従業員にとって効果があると考えられる項目として，身体障害のある人を主たる支援対象としている事業所では，「④本人を中心とした支援が浸透する」「⑩障害者である同僚と一緒に働くことで，障害者の調整を後押しするような職場の雰囲気が形成されるようになる」といった項目で回答割合が大きかった。

▶地域移行支援実施の有無と効果の関係

　ピアサポート活動従事者が勤務している事業種別として，障害福祉サービスにおける地域移行支援事業所で勤務していることが多いと考えられたため，地域移行支援の実施事業所と未実施事業所を比較し，その傾向について分析した。

　いずれの項目をみても，地域移行支援事業実施事業所の割合が大きかった。特に，利用者にとっての効果で，「⑥経験者ならではの生活の知恵を伝えられる」「⑩前向きに活動している仲間の存在を知り，利用者が夢や希望を口にするようになる」などは，地域移行実施事業所と未

実施事業所では25%以上の開きがあった。

これらの傾向から、ピアサポート活動従事者は地域移行支援において、より効果を発揮やすいと考えられる。

▶雇用開始時期と効果の関係

地域移行支援実施事業所のほうが、利用者への効果を感じている傾向が示されたことから、ピアサポート活動従事者の雇用を開始した時期と効果の関係について確認した。なお、地域移行支援の個別給付化は2012(平成24)年度からであることから、雇用開始時期が2012(平成24)年以降であることが効果に影響しているかを確認した。

全体の傾向で上位の割合となっている⑦、⑥、⑧、⑩、②、⑤の項目では、2011(平成23)年以前からピアサポート活動従事者を雇用している事業所のほうが利用者にとっての効果があると回答している割合が大きかった。すなわち、ピアサポート活動従事者の業務に関するノウハウが事業所内にある程度蓄積されるとともに、経験年数の長いピアサポート活動従事者も多くいることが想定されることから、経験者ならではのアドバイスや障害のある当事者に寄り添った活動が事業所において効果を発揮できると考えられる。

また、事業所が考える従業員(一緒に働く同僚)にとっての効果においても、1つを除くすべての項目で、2011(平成23)年度以前より雇用している事業所のほうが「とても効果がある」と回答する割合が大きかった。すなわち、ピアサポート活動従事者と一緒に働く効果は、雇用経験が長い事業所ほど効果が強く、勤続年数が長いピアサポート活動従事者がいるほどその効果は大きいということが推察される。

▶事業所の従業員規模と効果の関係

次に組織体制等がもたらす効果の有無を確認するため、事業所の従業員規模別に分析を行った。労働基準法において、就業規則を定めなければいけないのが10人以上の事業場であることから、本分析では従業員数が10人以上の事業所と、10人未満の事業所に分けて比較した。

各項目とも、従業員規模が10人未満の事業所のほうが、利用者にとっ

ての効果，従業員（一緒に働いている同僚）にとっての効果のいずれも大きい傾向であった。すなわち，従業員規模が小さいほうがよりピアサポート活動従事者が活躍することへの効果が大きいということができる。従業員規模が小さいがゆえに，ピアサポート活動従事者の活動をより身近に感じることができるといったことが想定される。一方，10人以上の事業所では，利用者，従業員いずれにおいても，全体の値より小さい割合となっており，あまり効果を感じられない項目も多かった（表5-6，7）。

考察

　以上の結果をまとめる。主たる支援対象とする障害種別にみると，知的障害を主たる支援対象としている場合，「とても効果がある」との回答割合は低い，地域移行支援の実施しているほうが効果があるとの回答割合が大きい，ピアサポート活動従事者の雇用開始時期が早いほど利用者に対する効果があるとの回答割合が大きい，事業所の従業員規模が小さいほど効果があるとの回答割合が大きいといった結果が示された。

　単にピアサポート活動従事者の活躍がいろいろな面で効果があるということが漠然と示されていたものが，本分析を通じて，より具体的にどのような事業所で活躍することでより「効果があるか」という点を導き出すことができたと考えられる。すなわち，身体障害や精神障害のある人を主たる支援対象としており，従業員規模が10人未満の個別給付化前からの地域移行支援事業所で活躍しているピアサポート活動従事者は，より効果的であると考えられる。

今後の課題

　本調査で示している「効果」は，ピアサポート活動従事者が活躍することに対する，回答者が感じている効果であり，あくまで「効果がありそうだ」といった域を出ない。事業所によってピアサポート活動従事者が従事している業務も違うことから，本来であれば，ピアサポート従事者

が従事している業務内容を分析したうえで，個々の従事業務に対するピアサポート活動従事者の効果を確認することが必要であると考えられる。

本調査でも，ピアサポート活動従事者が従事する業務内容を事業所単位で聞き出し，その結果を踏まえた分析を試みたが，ピアサポート活動従事者を雇用して，当該業務に従事することに対する効果は見出せなかった。したがって，今後，個々のピアサポート活動従事者の業務単位ごとの効果を把握することで，より精緻な分析を実施することができると考えられる。

■引用文献
1) 厚生労働省：障害福祉サービス事業所等におけるピアサポート活動状況調査．平成27年度障害者支援状況等調査研究事業報告書，2016．

6 ピアサポーターの多職種連携と協働

はじめに

　精神障害のある人にかかわる精神保健福祉施策の理念に「入院医療中心から地域生活中心へ」というスローガンが掲げられてから久しく，精神障害のある人が一人の市民として自分らしい地域生活を送ることや，社会経済活動に参加することが望まれている。

　しかし，精神障害のある人には「疾病と障害を併せもつ」「環境因子や個人因子が障害の程度に影響する」などの障害特性があることから，自分らしい地域生活の実現に際して，医療のニーズ，保健のニーズ，福祉のニーズ，教育や就労といったリハビリテーションのニーズなど，多様なニーズが複合的に重層的に生じる場合が少なくない。それらのニーズに対応できる多職種が連携し協働しながら，一体的にアプローチすることが求められている（表6-1）。

表6-1　精神保健福祉領域における主な専門職

ニーズの領域	職種
医療・保健	医師，看護師，保健師，薬剤師，など
リハビリテーション	作業療法士，臨床心理士，ジョブコーチ，就労支援員，職業指導員，職業カウンセラー，など
福祉	精神保健福祉士・社会福祉士，介護支援専門員，相談支援専門員，サービス管理責任者，生活支援員，生活保護指導員，ホームヘルパー，世話人，など

　近年では，多職種連携と協働に「ピアサポーター」が参加し，利用者の意思決定に基づくチームアプローチに関心が高まっている。わが国に

「ピアサポーター」の概念が普及されてきた背景として，①仲間の相互支援の発展型として「ピアサポート」が位置づけられたこと，②欧米諸国からピアサポート活動に関する研究や実践が紹介されてきたこと，③障害者の権利に関する条約やそれにまつわる報告書等に「ピアサポート」を包含する文言が明記されたこと，④現存する精神保健福祉システムの補完や欠損の必要性から，先行した「ピアサポート」の実践報告があること，などがある[1)2)]。実際に，「ピアサポート」の専門性に着目した養成研修の内容[3)]や，サービス提供者としての「ピアサポーター」の雇用の実態[1)]，地域移行・地域定着事業等における「ピアサポーター」の実践の有効性[4)]などが報告されている。

　そこで，本章の目的は，多職種連携と協働にピアサポーターが参加し，利用者に質の高い支援を提供できる方策とは何かについて提言することにある。まず，「多職種連携」について理解を深め，連携や協働が促進される要因について提示する。次に，本稿における「ピアサポーター」の特質を明記したうえで，多職種連携と協働における「ピアサポーター」の役割について事例を通じて紹介する。そして，ピアサポーターの有機的な多職種連携と協働に向けた方策を思案する。

多職種連携とは
▶「連携」と「チームワーク」の関係

　先述のように，複数のニーズをもつ精神障害のある人の地域生活支援には，そのニーズに対応する多職種連携と協働によるチームアプローチが求められている。連携に関する先行研究をまとめると，以下のように定義できる[5)]。

> 「連携(cooperation)」とは，複数のニーズをもつ当事者の援助や支援に際して，単独の専門職や機関では解消できない課題の存在を起点として，各々の専門職が主体的に協力関係を構築しながら，当事者が望む生活の実現という共有された目標の達成に向けて取り組む相互関係の過程である。

連携の過程では，①単独の専門職や機関では解消できない課題の認識，②課題を共有しうる他職種や他機関の確認，③協力の打診，④情報の共有と目標設定，⑤役割と責任の確認後，協働実施，そして，⑥連続的な協力関係の展開，がある。連携の核となる「協働」にいたる過程（④⑤⑥）では，各々の専門性や独自性をもつ専門職や機関が集まり，互いの専門職や機関に対する期待と過大評価，それに伴う失望を経験しながら，現実的な協働体制を模索する時期を経て，当事者のニーズに対応するチームアプローチが可能になっていく過程がある。つまり，専門職が集まるだけでは「連携」や「協働」が成立しないことに留意すべきである。

このような連携や協働にいたる過程をサービス利用者の支援から説明すると，利用者の生活のしづらさを起点として（ケースの発見とインテーク），ニーズを抽出し（アセスメント），そのニーズに対応する専門職や機関の役割分担を決定する（プランニング）。専門職は利用者と信頼関係を形成しながら，各々の専門性に基づいてニーズの対応にあたる（プランの実行）。各々の専門職の役割遂行の進捗状況を共有する会議において，新たな課題が生じた場合や個別支援計画がうまくいかなくなった場合（モニタリング）は，その計画を見直し（再アセスメント），プランの内容を変更するという循環的な過程をたどる。

このように，共通の目標の達成に対し，それに取り組む専門職や機関が各々の専門性を結集して，一体的に協働するアプローチを「チームワーク」という。

▶多職種連携と協働の促進要因

利用者の複数のニーズに対し，多職種が連携し協働しながら，各々の役割を遂行することが望まれるものの，各々の基盤にある教育や専門性，支援を規定する法制度に相違があることから，「連携」や「協働」を実践することは，たやすくないのが現状である[6]。

このような中で，多職種連携と協働を促進する要因として，次の7点がある[6]（図6-1）。

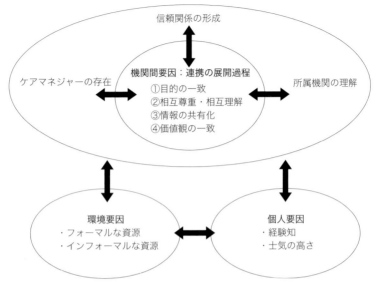

図6-1　多職種連携と協働の促進要因

①専門職同士の信頼関係の形成：日々の活動において，専門職同士が顔の見える関係を大切にし，必要時に専門性を活かした連携が可能な関係を築いておく。
②専門職同士の相互理解：連携の展開過程において，各々の専門職は他の専門職の専門性に対して敬意を示し，相互理解を図る。
③所属機関の連携に対する理解：専門職が所属する機関の管理者は自前の機関の限界を踏まえたうえで，多職種連携と協働に理解を示し，連携に対する活動を保障する（時間・費用など）。
④ケアマネジャーの存在：多職種チームによる支援の進捗状況を鳥瞰的に把握し，モニタリングするケアマネジャーが存在する。
⑤専門職間における補完的機能の発揮：多職種が協働しても解消できないニーズが生じた場合，それに対応する社会資源の開発が望まれる。しかし，社会資源の開発には時間を要するため，その間，一時的に補完的にチームの構成員が柔軟性や即応性のある対

応を行うことが求められる。

⑥社会資源の存在（環境的要因）：当事者のニーズに対応可能な社会資源や多職種連携と協働の必要性を認識する風土がある。実際に連携が可能な社会資源がある。

⑦個々の専門職の連携と協働に対する認識の高さ（個人要因）：個々人が自身の専門性や所属機関の限界を知り、他職種連携と協働に対する認識が高い。

「サービス提供者」としての「ピアサポーター」の特質

本稿では「ピアサポーター」を、障害や病の経験を開示し、当事者がもつ固有の病の経験知を「ピア」という対等な関係の中で、同様の生活のしづらさをもつ人びとに活用し支援する人と定義しておく。そのため、障害や病の経験を開示するが、職務内容がほかのスタッフと同様である人びと（当事者スタッフ等）や、有資格者（精神保健福祉士・社会福祉士、看護師、作業療法士など）の専門性が期待される職員とは意味あいが異なる。当事者が雇用される場合、何を期待されるのかによって、その当事者のアイデンティティにも影響を与えることがある（図6-2）。

「ピアサポーター」の専門性と役割について、ピアサポーターは同様の生活のしづらさを経験した者同士としての対等性を重視し、利用者の不安や苛立ちへの情緒的支援、自身の経験に基づく情報や知恵を提供する情報的支援や手段的支援を行う。このような支援は、同様の生活のしづらさをもつ人びとに生き方のモデルのひとつになりうる。

ピアサポーターの専門性は、自らの病の経験から得た知恵に基づく支援（lived experience）にあり、同様の生活のしづらさに悩む人びとの権利を擁護する「アドボケーター」や、先行くピアサポーターの相談役である「メンター」、モデルの提示や同行等の伴走者である「コーチ」などの役割がある。具体的な職務内容では、相談、生活支援、地域移行支援・地域定着支援、デイケアなどのプログラム担当、病の経験の語り、政策提言など多岐にわたる。「ピアサポーター」の雇用機関の運営形態には、

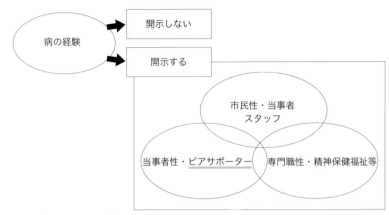

図6-2 本稿における「ピアサポーター」の特質

当事者運営,当事者と専門職の協働運営,専門職主導の運営がある[7]。

以上を踏まえて,多職種連携と協働におけるピアサポーターの役割には,次の6点が考えられる。

①利用者の希望に沿った目標が,チームにおける共通の目標に合致するのか否かを確認する。

②チームを構成する他職種の専門性を理解し,過度の期待や思い込みを避けるとともに,ピアサポーターの有効性や限界をも共有する。

③チームの構成員と利用者の情報を共有し,利用者の全体的理解,支援方針の共有,役割の明確化を確認しながら支援を進める。

④支援計画では,利用者自身の参画を目指し,利用者のストレングスをニーズの対応に活用できるように提案する。

⑤支援の実施では,自らの病の経験知を活用し,情報的支援・情緒的支援・手段的支援などを行う。

⑥利用者のニーズに応じて,当事者の病の経験知を活かした新たな社会資源を提案する。

多職種で構成されるチーム会議において,ピアサポーターは利用者が安心して参加できる支援や,利用者がサービス利用に対する思いの表明

や意思決定ができる支援，チームの構成員に対して，利用者の観点に立った支援内容の提示など，利用者の権利を擁護する役割が多い。

多職種連携と協働におけるピアサポーターの役割
―ピアサポーターのAさんの活動事例

　ここでは，ピアサポーターとして活動しているAさん（40歳）の事例から，多職種連携と協働におけるピアサポーターの役割について理解を深める。

　Aさんは大学在籍中に発病し，精神科病院に2回の入院歴がある。退院後，デイケアや就労系施設を利用し，セルフヘルプグループに参加する中で仲間との出会いがあった。現在，Aさんは病院に通院しながら，相談支援事業所でピアサポーターとして，仲間の地域移行支援や地域定着支援を行っている。Aさんが地域移行支援・地域定着支援を行った過程を通して，ピアサポーターの役割を紹介する（表6-2）。

　Aさんの事例を踏まえて，以下の4つの観点からピアサポーターの有効性を列挙する。

① 利用者はピアサポーターによるニーズに応じた支援や病の経験知を生かした支援を受けることにより，自身の生活の質の向上や「ピアサポーター」のロールモデルの獲得になる。

② ピアサポーターと協働した専門職は「ピアサポーター」の専門性や有効性を体感的に学ぶことができ，ピアサポーターとの「連携」や「協働」を具現化する機会を得る。

③ ピアサポーターである当事者は，病の経験が同様の仲間の支援に役立つことによりヘルパーセラピーの原理[注1]に基づいて，病に対する肯定感の醸成や自己効力感の向上，エンパワメントやリカバリーの体得となる。

注1　ヘルパーセラピーの原理：リースマン（Riessman）が提唱。援助や支援をする人がされる人より多くのことを得るという意味がある。

表6-2　多職種連携と協働過程におけるピアサポーターのAさんの役割

地域移行支援・地域定着支援における場面	ピアサポーターであるAさんの役割
1．長期入院者を対象とした茶話会 　Aさんは，精神科病院に出向き長期入院者を対象とした茶話会に参加し，入院者に地域生活の楽しさや退院の方法を語る活動をしている。ある日，Bさん（50歳：入院歴10年）から「退院して，Aさんのように一人暮らしをしたい」という相談を受けた（**単独の職種では解消できない課題の認識**）。	**入院者に地域生活への希望をもたらす** ・入院者にリカバリーの物語を語り，地域生活のモデルを提示する ・Bさんの地域生活への希望をキャッチする
2．地域生活を希望するBさんと個別面談 　Bさんの地域生活への希望に共感したAさんは，Bさんの同意を得て，事業所の相談支援専門員に報告した（**課題を共有しうる他機関や他職種の認識・協力の打診**）。Bさんも病院の精神保健福祉士に退院したい思いを伝えた。そこで，Aさんと事業所の相談支援専門員が病院に出向き，Bさんと精神保健福祉士の4者で面談がもたれた。 　その場において，Bさんは退院したいが具体的な方法がわからないと発言した。Aさんは自分の経験をもとに，Bさんの退院への不安や期待を分かち合い，入院中に宿泊訓練やアパート探しができることに加え，自身の「入院から地域生活への過程」の情報提供を行った。Aさんの話を聞いたことで，Bさんは退院までの具体的なイメージができ，地域生活への気持ちが高まった（**情報の共有と目標設定**）。そこで，病院の精神保健福祉士はBさんの退院に向けて，病棟カンファレンスの調整を行うことにした。	**Bさんの意思表明を支援する** ・Aさん自身の入院経験をもとに，Bさんの退院に対する思いを受容しながら，退院に向けた情報提供を行う
3．病棟カンファレンス 　病院の精神保健福祉士は，Bさんの地域生活への希望に関して，主治医，看護師，作業療法士，そして，ピアサポーターのAさんと相談支援専門員で共有する場をもった。以下のような各々の意見がみられた。 　主治医：急激な環境の変化は本人に過度な負担となり，再発の可能性がある 　看護師：長期間にわたり金銭・服薬等は病棟管理。一人暮らしのイメージができるのか不明である 　作業療法士：レクリエーションには積極的に参加し，仲間も多い 　精神保健福祉士：家族はBさんの治療に協力的だが高齢のため同居は不可。生活保護受給	**Bさんの地域生活への希望を代弁する**

主治医や看護師からBさんの退院に危惧する声が聞かれたが，その場で，Aさんは「Bさんを信じて，退院したい気持ちを大切にしてほしい。私もそうだった」と発言した。Aさんの発言に全員が賛同し，あらためてBさんの退院に向けた支援や各々の役割が検討された。その結果，Bさんの一人暮らしの可能性に向けた情報共有（**情報の共有と目標設定**）と，以下の役割分担が確認された（**役割と責任の確認**）。

・Bさんの退院の思いを代弁し，地域で生活する権利を擁護する

　主治医：診察時に，Bさんの退院への意思と病識を確認する
　看護師：生活技術に関するアセスメントを図り，一人暮らしの可能性を確認する
　作業療法士：地域移行プログラムへの参加を勧奨し地域生活のイメージをつくる
　精神保健福祉士：家族と生活保護担当者にBさんの退院の希望を共有する
　Aさん：Bさんの不安や期待を受容しながら一人暮らしに向けて，必要な情報提供し，具体的な地域生活のイメージを共有する

・Bさんの不安や期待に対する情緒的支援や，情報的支援を行う

　各々の役割に沿って，Bさんの退院の可能性に関する情報収集が行われた（**連続的な協力関係の展開**）。その後，Bさん本人が参加する退院支援調整会議が設定された。

4．Bさん本人が参加する退院支援調整会議

Bさんの意思決定を支援し，本人らしい地域生活を形づくる支援を行う

　最初にBさんの一人暮らしに対する思いが会議で報告され，各々の専門職からBさんに関する情報が共有された（**連続的な協力関係の展開**）。

　主治医：Bさんから一人暮らしの希望があり，現在は病状的に退院可能な状態である
　看護師：金銭や服薬の自己管理は可能である
　作業療法士：地域移行プログラムに積極的に参加し，地域で暮らす元入院者と情報を共有する
　精神保健福祉士：家族は高齢のため同居はできないが，Bさんの一人暮らしには協力的である
　Aさん：Bさんと一人暮らしの仲間を訪問し，退院に向けた情報を収集する

・Bさんに，具体的な一人暮らしのモデルを提示する
・Bさんの意思決定支援を行う

　会議では，Aさんは緊張するBさんの意思表明の支援や発言しやすい雰囲気づくりを担った。そして，Bさんの一人暮らしに向けて役割分担が決められた（**役割と責任の確認**）。

④ピアサポーターの活動や精神障害のある人のリカバリーの姿が社会に広がることで，社会の「精神障害者」に対する偏見の低減や，病の経験知を活かした「ピアサポーター」の新たな雇用の機会が開発される可能性がある。

▶ピアサポーターの多職種連携と協働を目指して

ピアサポーターの多職種連携と協働が可能になるには，社会的次元，組織的次元，個人的次元における新たなパラダイム転換が求められる。

▶社会的次元：「ピアサポーター」が社会的に周知され活躍できる土壌づくり

当事者の語りから生成された概念である「リカバリー」を志向する「ピアサポート」は，従来の専門職主導の精神保健福祉システムでは機能しにくいため，専門職の意識改革ともに，当事者と「共に学ぶ・共に創る（co-production）」という発想に基づくオルタナティヴなサービス体系のシステムへの転換が求められる[8]。

具体的には，「ピアサポーター」の専門性や有効性の理解促進を目指す啓発，「ピアサポーター」の活動を支持する法的根拠，「ピアサポーター」の養成研修やその質の向上を目指す現任者研修などのシステムづくりが望まれる。

▶組織的次元：ピアサポーターの組織内・外の多職種連携と協働

ピアサポーターを雇用する機関や施設の管理者には，組織内・外の環境整備が求められる。

①ピアサポーターを雇用する意義の明確化

管理者はピアサポーターがもつ病の経験から得られた知恵に固有の価値を見出し，その有効性を体感的に理解しておくことが不可欠である。専門職がもつ科学的な専門的知識と当事者がもつ病の経験から得られた知恵を融合することで，利用者の観点を重視した組織の風土が創出される。近年，ピアサポーターの雇用機関の運営形態に，当事者と専門職の協働運営や当事者運営がみられるようになってきており，従来の専門主

導の運営ではみられなかった新たな効果を明示していくことが望まれる。

②「ピアサポーター」の独自性が発揮できる雇用条件

　「ピアサポーター」の雇用にあたって，事業所や施設の管理者はその職務内容，採用条件，労働条件を明示する必要がある。ピアサポーターの病の経験から得た知恵を生かした職務内容として，従来の法制度の枠におさまらないオルタナティヴなサービスの開拓が望まれる。また，採用条件には，自らの病の経験に基づくリカバリーの物語の語りが可能なことやそれを語り合える仲間やグループがあること，病の経験知を同様の生活のしづらさに悩む人びとに活用できる知識や技術をもつこと，疾病管理が可能であることなどが考えられる。これらの内容は，入職後も継続的に習得できる機会があることが望まれる。さらに，労働条件として，精神障害者の障害特性に対する合理的配慮に基づく職務内容，給与体系，勤務時間，休憩のとり方(時間や場所)，通院日の保障，保険等の福利厚生などを明示することが望まれる。

③「ピアサポーター」の有効性の組織内・外への周知と体制整備

　「ピアサポーター」への期待は高いものの，いまだ「ピアサポーター」が障害福祉領域の専門職にすら周知されているとは言いがたい現状である。このことから，組織の管理者は関連する他の機関や施設，組織内の同僚にも，事例(ケース)を通じて「ピアサポーター」の専門性や有効性を周知するよう努めることが望まれる。組織内のスタッフには，「ピアサポーター」を同僚として敬意を払い，職務内容を相互研鑽できる機会や場を設定することが不可欠である。また，「ピアサポーター」の専門性の向上や雇用の継続性を考慮すると，複数体制による「ピアサポーター」の雇用や，研修の機会の設置が望まれる。研修の機会として，多職種参加の研修(法制度・チームアプローチなど)や「ピアサポーター」等の同職種参加の研修，職場におけるスーパーバイズやメンター体制[注2]の

注2　メンター制度：仕事と生活の調和を考えるワークバランスや多様な人材が働きやすい環境をつくるためのダイバーシティの考え方の中で，職場の上司ではなく，先輩や同僚等の相談できる人を「メンター」として職場に位置づけるように求められる。

整備によって,「ピアサポーター」のスキルアップが求められる。

▶**個人的次元："ピア"という関係性を省察する自己研鑽**

「ピアサポーター」には,他の対人援助職と同様に,利用者に対する守秘義務,地位利用の禁止,連携の責務等の行動上の倫理が求められる。また,機関や施設の利用者との関係において,個人的なプライベート上の関係と職務上の関係における境界の可視化が困難なため,双方のバウンダリーに対する課題が生じやすい。このことは,「ピアサポーター」を担う本人にとってストレスとなることから,ストレスマネジメントなどの自己管理や業務上の相談者(スーパーバイザーやメンター)を得ることが求められる。また"ピア"という関係性を常に省察し,"対等性"とは何かを問い続ける自己研鑽が求められる。

以上のような各々の次元が往還的に循環的に影響を与えながら,ピアサポーターと専門職の協働を構築していくことが望まれる。

おわりに

本稿では,ピアサポーターの多職種連携と協働に着目し,それらが促進する方策について考察してきた。「サービス提供者」であるピアサポーターの参画は,オルタナティヴなサービスを生み出し,障害の有無という二項対立な関係の上に成り立つ閉塞的な社会を変革する可能性がある。それには,社会の中に多様な「ピア」という関係が大切にされるグループや文化が醸成されることを期待する。

■引用文献

1) 相川章子:精神障がいピアサポーター——活動の実際と効果的な養成・育成プログラム,2013,中央法規出版.
2) 栄セツコ:精神保健福祉領域におけるピアサポート活動の有用性——「仲間」の関係性から学ぶ.大阪市立大学大学院白澤政和教授退職記念編集委員会編:新たな社会福祉学の構築—白澤政和教授退職記念論集.2011,中央法規出版,p.296-305.
3) 精神障がい者ピアサポート専門員養成のためのテキストガイド編集委員会:精神障がい者ピアサポート専門員養成のためのテキストガイド.第3版,2015,障がい者福祉支援人材育成研究会.
4) 坂本智代枝:精神障害者のピアサポートにおける実践課題—当事者とパートナーシップを構築するために.大正大学研究紀要(人間学部・文学部)2008:93,172-190.
5) 吉池毅志,栄セツコ:保健医療福祉領域における「連携」の基本的概念整理—精神保健福

祉実践における「連携」に着目して．桃山学院大学総合研究所紀要2009：34(3)，109-122.
6) 栄セツコ：「連携」の関連要因に関する一考察―精神障害者退院促進支援事業をもとに．桃山学院大学総合研究所紀要2010：35(3)，53-74.
7) Solomon P：Peer support/peer-provided services：underlying process, benefits, and critical ingredients. Psychiatr Rehabil J. 2004：27(4)，392-401.
8) 栄セツコ：リカバリーを促進するピアサポートの人材育成．精神障害とリハビリテーション2016：20(2)，128-132.

7 ピアサポート活用事例

(1) 福祉サービス事業所におけるピアサポートの活用

❶ 地域移行におけるピアサポートの活用

豊島区民の精神科への入院状況および地域相談の状況

　筆者が勤務する社会福祉法人豊芯会地域生活支援センターこかげ（以下「当事業所」）では，精神科病院に長期入院している人が希望する地域へ退院し，自分らしい暮らしへと戻っていくための「地域移行支援」を行っている。本節では，当事業所の地域移行支援におけるピアサポートの活用について実践例を紹介する。

　当事業所は東京都豊島区東池袋にある。豊島区は人口約29万人，全国有数のターミナル駅である池袋駅を抱えている。JRの路線が南北に，私鉄各線が東西に走り，地下鉄や路面電車も走っていて交通の便がよい。そのため当事業所には近隣区からの利用者も多い。しかし，精神科を標榜する医療機関については，診療所が30カ所を超えているにもかかわらず，入院病床が区内にはないという地域である。

　入院については，豊島区の属する二次医療圏域（区西北部）では約3000床を超えており，1年以上の長期入院患者に限っていえば約30％が電車で1時間以内の同圏域の病院に入院している。一方で，東京都では西部の市部に病床が偏在しているため，長期入院している豊島区民の約60％が自宅から電車で1時間以上かかる病院へ入院している。2017（平成29）年6月30日時点での豊島区民の長期入院患者数（630調査）は，65歳以上

表7-1　東京都と豊島区の長期入院患者数

東京都民の長期入院患者数		
長期入院患者数 (平成29年630調査)		10,439人
	65歳以上	6,609人
	65歳未満	3,830人

豊島区民の長期入院患者数（都外病院も含む）		
長期入院患者数 (平成29年630調査)		202人
	65歳以上	132人
	65歳未満	70人

(平成29年11月30日付　東京都から各区市町村への通知より)

が132人，65歳未満が70人で合わせて202人となっている。(表7-1)

　豊島区内には指定一般相談支援事業所が3カ所あるが，実際に地域移行支援の給付サービス提供を行っているのは当事業所のみである。ほかに区外の数箇所の事業所で，支給決定を受けた豊島区民の支援を実施している。2017（平成29）年度に当事業所では6名へ支援を行い，4名が退院となった。

当事業所の概要および豊島区内の障害福祉サービス事業所の概況

　当事業所は，豊島区から地域活動支援センターI型事業の補助を受けている。そこで障害者相談支援を実施しながら，指定特定相談支援事業（計画相談支援），指定一般相談支援事業（地域相談支援），指定自立生活援助事業を併せて行っている。相談支援専門員は常勤兼務が3名，非常勤が4名いる。豊島区の社会福祉法人ネットワークに参加する団体では地域公益活動として「福祉なんでも相談」の窓口を設置している。

　精神科に1年以上入院している人については地域相談支援として地域移行支援を行っているが，そのほかに豊島区から「豊島区障害者地域生活移行支援事業」の委託を受けている（以下「委託事業」）。委託事業では，①豊島区民が入院する病院（患者と医療機関職員）への聞き取り調査，②長期入院する豊島区民への退院意欲を喚起する支援，③地域のネットワー

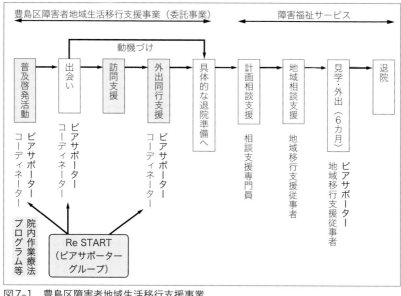

図7-1　豊島区障害者地域生活移行支援事業

ク構築のための会議の開催，④ピアサポーターの養成およびピアサポートの活用という業務を行っている。地域相談支援との関係性については，委託事業での支援により直接退院する人を想定しつつも，地域相談支援の具体的な利用へと促す取組みとなっている（図7-1）。

区内の障害福祉サービス事業所の状況としては，委託事業内容①～③でいわゆる「ニーズの掘り起こし」を行ってはいるが，前述のように指定一般相談支援事業所が少ないというジレンマも抱えている。一方で共同生活援助（グループホーム）がユニットで41を数え，また地域活動支援センターⅡ型・Ⅲ型が合わせて9カ所ある〔共に2018（平成30）年度8月時点〕。そのほかにも就労移行支援，就労継続支援などのサービスを提供する事業所が複数あるが，こうした地域事情を踏まえて，委託事業のピアサポーターは，区内の各障害福祉サービスおよび精神科クリニックデイケアを利用している。

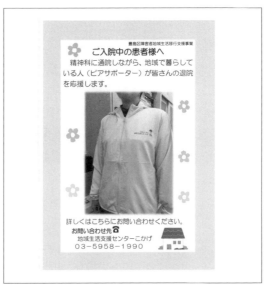

図7-2 地域移行支援の利用を促すパンフレット

委託事業におけるピアサポート活動の概要

　委託事業において，ピアサポーターのグループを「Re START」と名づけて活動している。2010（平成22）年度より活動を開始し，2018（平成30）年度現在で18名が登録をしている。前述のとおり，ピアサポーターは区内の各障害福祉サービス等の利用者であるが，入院経験がない人もいる。

　活動開始当初は，地域移行支援の利用を促すパンフレット（図7-2，3）を作成し，それを病院の入院患者へ配布することや，ピアサポーターとして地域移行支援においてどのような役割を求められるのかといったことを学ぶ養成講座を開催していた（この講座に参加した人が，病棟を訪問して支援することにしている）が，具体的に患者に対してサポート活動をすることはなかった。委託事業なので，活動内容は地域移行支援に限定されており，病棟内にピアサポーターが入ることを想定していたが，病院側とピアサポーターの役割やその効果（また，その可能性）について十分

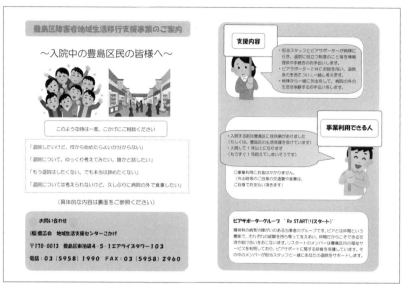

図7-3 地域移行支援の利用を促すパンフレット

に検討，共有するための時間が必要だった。

　作成したパンフレットを配布して活動先をつくること自体をピアサポーターが行ってきたが，2013（平成25）年度より近隣のA病院において病棟内で退院支援プログラム（作業療法）に参加することとなった。そこでピアサポーターとしての経験を実践的に積み重ね，2016（平成28）年度より徐々に個別支援においてもピアサポーターが病棟を訪問して活動をするようになった経緯がある（表7-2）。

　実際に病棟を訪問するようになってからは，退院支援プログラムへの参加にしても個別支援にしてもピアサポーターには1回の活動につき，自宅からの交通費に加えて1500円程度の協力謝金が支払われている。1回の活動が約2時間程度であるため，東京都内でいえば1時間あたりに換算すると最低賃金より低い金額となる。

表7-2　ピアサポーターグループ「Re START」の概要

登録ピアサポーター：18名

主な活動内容

1. 定例会（原則として第1火曜日：15時00分〜16時30分）
   活動内容の振り返りと方針の確認，情報交換，および年3回程度で制度等の自主学習
2. 個別支援
   A病院にて3名，B病院にて1名，C病院にて1名の個別支援を実施
3. 集団への退院の動機づけ支援
   A病院：毎月2回程度，退院支援プログラム（作業療法）に参加
   B病院：年2回程度，退院支援プログラム（作業療法）に参加
4. ピアサポーター養成講座
   平成29年度は5月と11月に開催，合計3名が新規ピアサポーター登録
5. 地域移行を促進させるためのDVD作成
   入院中の患者に対する退院意欲喚起のメッセージ，金銭や服装などの日常生活管理，また地域生活における人間関係などへの助言，地域の社会資源に関する情報提供等の内容

病棟内のグループプログラムにおけるピアサポーターの活動事例

2018（平成30）年度現在，Re STARTでは近隣区にあるA病院の男女混合のいわゆる社会復帰病棟で毎月2回退院支援プログラムに参加しているほか，B病院では複数の病棟から患者が集まる退院支援プログラムにおいて年2回程度患者とピアサポーターの交流の機会をもっている（図7-1における「普及啓発活動」にあたる）。

A病院においては，30名近くの患者が参加する，比較的どのような状況の人でも参加しやすいオープンなプログラムと，10〜20名程度の患者が参加し，対象者が絞られているクローズのプログラムの2種類で活動している（表7-3）。ピアサポーターはどちらも1〜3名が参加し，どちらのプログラムにも共通する役割は「退院および地域移行支援の利用を促すこと」である。ピアサポーター自身の経験や発揮できる力の違いによって参加するプログラムを分けて考えている。

表7-3　A病院における集団プログラムでのピアサポート活動

対象者	人数	内容	ピアサポーターの役割
誰でも参加できる	30名程度	簡単なゲームや季節ごとのイベント等	患者と顔見知りになり，時間と経験の共有をする
限定されている	10〜20名程度	地域生活において役に立つ知識の獲得	自身の経験を発信する

　オープンなプログラムへの参加の場合，ピアサポーターは事前の準備は特にせずに参加することが多い。患者との会話も当日のプログラム内容に関することが中心になる。ここでは「精神科を利用して地域で暮らしている人」が，「病棟の外部から参加する」ことを大切にしている。患者自身へも，また病棟の看護師など院内スタッフにも，入院患者の退院後の生活者としてのイメージをつかんでもらうことに役立つよう心がけている。

　クローズのプログラムに参加する場合，ピアサポーターは具体的に当日のテーマ（例えば「日中の過ごし方に役立つ社会資源」や「経済的な工夫に役立つ制度」など）に沿って事前に準備をすることがある。区内の各障害福祉サービス事業所等を利用しているピアサポーターなので，それぞれの経験に基づいてプログラムの中で必要に応じて話をしている。プログラム参加者の対象も絞られているために，ピアサポーターにとっても目的が明瞭で参加しやすいと感じている。

　ただし，どちらのプログラムにしても院内で行われる診療報酬上の作業療法である側面が大きく，医療がベースにある内容にピアサポーターとしての役割を合わせていくということへの葛藤もある。

　B病院においては，年間2回程度だが，社会資源を知る目的で障害福祉サービス事業所の見学を行っていた退院支援プログラムに，ピアサポーターが同行し，同時に茶話会（交流会）を開催することで退院への促しとする取組みをしている。実際には見学先の障害福祉サービス事業所を利用しているピアサポーター以外の人が多いが，区内の障害福祉サービス事業所について幅広く情報が得られるようにすることもピアサポートの効果となっている。

個別支援におけるピアサポーターの活動事例

　2018(平成30)年度現在，3病院に入院している患者5名への個別支援（図7-1における「動機づけ」にあたる）にピアサポーターがかかわり始めている（表7-4）。

表7-4　Re STARTにおける個別支援の活動内容

病院	支援対象者	ピアサポーターに期待する主な役割（一例）
A	1	退院への希望を諦めずにいられるように，応援する人としての役割
A	2	障害福祉サービスの利用方法について具体的な経験を伝える役割
A	3	家族や病院職員に対して，退院後の生活イメージとしての役割
B	4	病状が安定しない患者の意向を大切にする支援者としての役割
C	5	路上生活を経験した患者の意向を大切にする支援者としての役割

　A病院とB病院の4名については，前項の退院支援プログラムへの参加を通して，ピアサポーターの個別の支援へのかかわりが導入されるようになった。一方でC病院については長く路上生活の経験がある患者1名に対して，同様の経験がある（精神科へも通院している）ピアサポーターが支援開始当初から意図的に導入されている。

　いずれの支援ケースも，2017・2018(平成29・平成30)年度から本格的にピアサポーターが個別支援にかかわるようになったため，具体的な効果は検証できていない。しかし，「ピアサポーターがかかわることで，どういった効果を期待するのか」というやりとりを通じて，医療機関と当事業所がチームとして支援方針をすり合わせる際の厚みが出てきたと筆者は感じている。

委託事業におけるピアサポーター養成講座

　前項までの役割を担うピアサポーターについては，2010(平成22)年度にキックオフイベントとしてピアサポーターによる講演会を開催し，2012(平成24)年度以降は「ピアサポーター養成講座」，もしくは「ピアサポーター学習会」という名称で研修を開催してきた（表7-5）。

表7-5 ピアサポーター学習会（養成講座）

平成22年 10月29日(火)2時間	**ピアサポート活動を始めるきっかけとしての学習会(講演会)** 講師：他県や都内よりピアサポーター3名を迎える
平成24年 10月16日(火)2時間30分 11月6日(火)2時間30分 11月20日(火)2時間30分	**ピアサポーター養成講座(年1回開催)** ピアサポーターとしての基礎知識，対話のロールプレイを学習 講師：D区のピアサポーター2名，大学教授1名
平成25年 11月12日(火)3時間 11月26日(火)3時間 12月10日(火)3時間	**ピアサポーター養成講座(年1回開催)** ピアサポーターとしての基礎知識，対話のロールプレイ，グループワークの体験 近隣4区のピアサポーターとの交流会 講師：E区のピアサポーター2名，地域生活支援センターこかげ・ピアスタッフ
平成26年 12月4日(木)3時間 12月18日(木)3時間	**ピアサポーター学習会(年1回開催)** ピアサポーターとしての基礎知識，対話のロールプレイを学習(講師：こかげスタッフ) 近隣3区のピアサポーターとの交流会
平成27年 6月25日(木)2時間 6月30日(火)2時間	**ピアサポーター学習会(年1回開催)** ピアサポーターとしての基礎知識，対話のロールプレイを学習(講師：こかげスタッフ) 近隣4区のピアサポーターとの交流会
平成28年 5月20日(金)2時間 6月10日(金)2時間 10月18日(火)2時間 10月27日(木)2時間	**ピアサポーター学習会(年2回開催)** ピアサポーターとしての基礎知識，対話のロールプレイを学習(講師：こかげスタッフ) 近隣5区のピアサポーターとの交流会
平成29年 5月16日(金)2時間 5月23日(金)2時間 11月21日(火)2時間 11月28日(火)2時間	**ピアサポーター学習会(年2回開催)** ピアサポーターとしての基礎知識，対話のロールプレイを学習(講師：こかげスタッフ) 近隣5区のピアサポーターとの交流会，Re STARTメンバーによるグループワーク

　当初は講座の内容も模索していたところで，他自治体で活動するピアサポーターを招いて活動に関する講義を受け，具体的な技能を獲得する演習を軸としていた。しかし，2014（平成26）年度からは専門職による地域移行支援全般にかかわる講義を受けたうえで，ピアサポーターが孤立しないための仕組みとして他自治体のピアサポーターとの交流会を実施するという形に変わっていった。これは活動を重ねていく中で「専門職とチームを組んで支援をする」という役割をピアサポーターが求められていると感じてきたことと，特に雇用をしているわけではないピアサ

ポーターがその活動の動機を継続していくために仲間活動としての側面も求めていると整理してきたことからである。特に2017（平成29）年度には，Re STARTのメンバー自身が養成講座の講師を務めており，「仲間活動」と「支援者活動」が相互に影響を与え合っているのである。

　他自治体のピアサポーターと交流の機会をもつことは，精神科病院が偏在する東京都の地域事情に重ねても有効であると筆者は考えている。特に豊島区のように精神病床のない地域において，病院と常に顔の見える関係を維持しながら地域移行支援を進めていくには，積極的なアウトリーチが必要である。また，課題意識をもって取り組まないと，漫然とした活動に陥ることになる。地域移行支援におけるピアサポートの活用も同じで，病院のない地域で独りよがりな活動にならないように，常に他自治体のピアサポーター活動を鑑としていくことでお互いが活動を振り返り，より実践的で効果的な活動への意識をもてると感じている。

ピアサポーターをサポートする仕組み，委託事業からの活動の広がり

　養成の段階では，他自治体との交流会など委託事業内でピアサポーターが孤立しない取組みをしており，実際に活動の幅はより広がってきている。委託事業では地域移行支援におけるピアサポートの活用が求められているが，ピアサポーター自身にはその活動参加の動機について「自分自身のピアサポーターを見つけたい。それはもしかしたら，いま入院している人の中にいるかもしれない。そのためにRe STARTでピアサポート活動をしている」という人もいる。地域移行支援は付加価値的な位置づけで，仲間活動を主な目的にしている人もいるのである。

　地域移行支援は支援者としての役割であるがゆえに，入院患者や病院など相手の都合に合わせることが必要だが，実際にはピアサポーター自身の日中活動や通院などの都合で病院を訪問する活動にタイミングが合わない人もいる。そこで地域移行支援の委託事業の活動であるRe STARTから派生してピアサポーター自身が「ピアコミュ会」というもの

を立ち上げた。これはピアサポーター自身が関心のあることをテーマに「言いっぱなし，聞きっぱなし」のスタンスで意見交換をするグループである。「ピアコミュ会」では，例えば，いままでの自分自身の人生を振り返り，「自分自身の納得のいく人生かどうか」ということをグラフで表すことをした。ピアサポーター自身が自分のリカバリーに自覚的になるという意味でRe STARTの活動と相互作用を及ぼしている。

また，当事業所の地域活動支援センターⅠ型の障害者相談支援としてピアサポーターの相談を受けている。委託事業の担当者だけがピアサポート活動を支援するような体制にならないよう心がけている。

豊島区障害者地域支援協議会について

豊島区の「障害者地域支援協議会（自立支援協議会）」には，地域移行部会やピアサポーター部会というものはない。テーマとして近いところで相談支援部会があり，以前はその部会にピアサポーターが委員として派遣されてもいた。しかし，部会で協議される内容のうち地域移行支援やピアサポーターについてのテーマはほとんどないのが現状である。これまでに述べてきたような地域移行支援におけるピアサポートの活用について，協議される場がないのである。

今後，当事業所で取り組んでいる地域移行支援におけるピアサポートの活用については，豊島区障害者地域支援協議会として検討できるようにすることが課題と考えている。

❷相談支援におけるピアサポートの活用

はじめに

　ここでは東京都荒川区（人口約21万人）を拠点として相談支援事業を実施している一般社団法人ソラティオ（以下「当事業所」）の3年間の取組みを報告する中で，専門職とピアサポーターの協働のあり方について考察してみたい。

　当事業所は2015（平成27）年4月より，相談支援専門員3名，ピアサポーター2名，社会福祉士1名の職員6名体制で指定特定相談支援事業と一般相談支援事業をスタートした。その後，2016（平成28）年2月より荒川区精神障害者相談支援事業を受託している。

　法人設立当初から相談支援専門員とピアサポーターの協働による相談支援モデルをつくり，各地に広めたいという代表者の思いが基盤にあった。

スタート1年目

　2015（平成27）年当時はピアサポーターとしての活動を報酬上評価できる部分は，相談支援事業における地域移行支援と地域定着支援に限られていたため，給与の大半は相談支援専門員の活動によって得られる特定相談支援事業の給付および法人設立当初の銀行等からの借入れ（運転資金）および特定求職者雇用開発助成金等で賄っていた。

　収入の大半が相談支援専門員の活動に頼ることになるため，相談支援専門員はサービス等利用計画の作成やモニタリングの対応に追われる毎日で，日中はほとんど事務所にいない状態であった。そのような中，1名のピアサポーターには法人の総務関係の業務や電話対応を中心に担ってもらい，もう1名のピアサポーターには地域移行や地域定着支援の対応やモニタリングの同行や記録の作成補助等を中心に担ってもらった。約1年間はこのような形で事業運営を行い，ピアサポーターの退職もなく，赤字を出さずに乗り切ることができた。

　しかし，スタートからの1年間がすべて順調にいったわけではない。

ピアサポーターの2人に関しては次のような状況だった。

　総務を担当していたピアサポーターは，著名な大学を卒業し一般企業での勤務経験もある人材だが，治療等によるブランクがあった。当事業所に採用される1年前は週3日の勤務であったのが，当事業所に採用されてからは1日8時間×週5日勤務となったことと，慣れない労務管理や経理業務等に従事することとなったため精神面・体力面に大きな負担がかかっていた。

　もう一人のピアサポーターは，対人援助の経験はあったものの，相談支援事業所に勤務するのは初めてで，地域移行支援・地域定着支援などの個別対応や，モニタリングの記録補助に関しては苦手意識があり，スタート1年目は無断欠勤や退職相談が繰り返された。

　ここを乗り切った要因は3つあり，①ピアサポーターを2名雇用したこと，②すべての職員を正社員雇用し達成すべきミッションを明確化していたこと，③法人として何があってもピアサポーターを見捨てない覚悟を決めたこと，である。

　ピアサポーターを複数名雇用することの有効性は様々な方が述べているが，ピアサポーターを2名雇用したことで，ピアサポーター同士が日々お互いを気にかけ，助け，励まし合うことにつながり，孤立感の防止に役立ったと考える。また，ピアサポーター同士の関係性も重要である。ピアサポーター同士がふだんから気兼ねなく，つらいときにつらいと言え，お互いに受け止め，支え合える関係性を築けていたことは大きかった。

　活動により報酬を得られる，得られないの違いや給与面の違いはあるものの，当事業所ではすべての職員を正社員として雇用している。当事業所の達成すべきミッションを専門職とピアサポーターによる協働相談支援モデルを確立し各地に広めていくことと位置づけ，そのことを管理者は折に触れて確認していた。ピアサポーターに限らず，専門職にも体調の良し悪しがある。ピアサポーターの体調の波に配慮はしつつも，労働者としての立場に専門職もピアサポーターも，根底には変わりがな

い。労働者として日々の体調を整える努力をしつつも，不調時には休んで体調を整え，必要な業務はほかの職員がフォローするという空気が事業所に自然に流れるようになった。

　そうはいってもスタート1年目は，管理者も無断欠勤の取扱いには苦労した。同じ立場の労働者として位置づけているため，体調の波があることの理解は容易であったが，無断欠勤が繰り返されると労働者としての基本的な義務を遵守できないことに目がいってしまう。1年目のある日，1名のピアサポーターの無断欠勤が数日続いたため，どのように対応するか全職員に手を止めてもらい3時間程度検討を行った。検討を行う中で，無断欠勤者の日々の仕事ぶりやこれまでの苦労や経歴，環境の変化等について対象者の立場に立って全員で意見交換を行い，対象職員自身がリカバリーの途上にあることを確認した。そのうえで，もう一人のピアサポーターからは，当事業所の目指している姿に照らした場合に対象職員を「見捨てるか否か」の覚悟を問われた。全職員に問われたというよりは，管理者に問われていたのであろう。管理者は見捨てない覚悟を決め，全職員もうなずいた。ゆがんだ見方になってしまうかもしれないが，全職員が真に納得したというよりは，管理者が覚悟を決めた以上，今後も様々な苦労があるかもしれないが前に進むしかないといった気持ちの職員もいたのではないかと感じている。

　このような実践経験から専門職とピアサポーターが1事業所で協働していくためには，その基盤として法人の考え方やそれを実行する管理者の役割が非常に大事になってくると考える。つまり，管理者はピアサポーターを特別視せず，同じ立場の労働者として対等に接し，事業所の運営方針を全員で共有するとともに，それぞれの役割を明確に示し，それぞれが役割をこなせるように見守り，必要なサポートを行い，お互いが尊重し合えるような職場づくりを行うことが必要である。そういった管理者の姿勢はほかの職員へ波及していくことから，そのような管理者の行動なくして専門職とピアサポーターの協働はあり得ないと考える。

　また，管理者以外の職員も，初めから完璧な職員はおらず，それぞれ

の能力や経験，立場の違いを踏まえて互いに成長を見守り，支えていくことが必要という認識をもつことも重要であると思う。

　お互いが尊重し合える職場づくりのためには，事業所内で実施する事例検討が有効である。事例の課題を解決するプロセスにおいて専門職，ピアサポーターそれぞれの価値観やものの見方，経験値が表に出され，職員同士が共有することによって，お互いの人間性を理解し合え，そして尊重できる関係性に変化していけるのだと思う。

　当事業所も最初は知らない者同士が集まり，開設当初はぎくしゃくしていた。それを事例検討や日々のコミュニケーション，会食等を重ねる中で，徐々に同じ事業所で働く仲間（同僚）同士という関係性に1年かけて変化していったと感じている。

スタート2年目

　そもそも当事業所が相談支援専門員だけで運営せず，ピアサポーターと協働する道を選んだかについて少し触れる。

　筆者は当事業所の代表者（管理者兼務）であり，20年間相談支援の現場で精神保健福祉領域のソーシャルワーカーとして業務に従事してきた。筆者は，個別支援をする中で障害のある当事者の気持ちを本当に理解して業務にあたっているのだろうか，と常に疑問があった。よかれと思って紹介するサービス等やかかわりが本人にとってはありがた迷惑になっているのではないかという感覚や，障害のある当事者にとってよりよい支援を提供したいという気持ちをもっていても，筆者の置かれる立場や家族および周囲の支援者等の意見に左右されてしまい，いつの間にか当事者のための支援から周囲の期待に対する支援に変換してしまっているのではないかという疑問をもつことがあった。ケア会議等に本人の参加を得て開催しても，どこかで自分の意見を周囲の期待に沿うように加工して発言する当事者の姿もたくさん見てきた。本人の意思を中心に支援するという相談支援の大前提を維持し続けることの難しさを感じ，それを打開する一手をずっと模索していたように思う。

本人の意思を中心に支援することに少しだけでも近づこうと考えたときに，職員として常に当事者経験のあるスタッフが同僚としているならば，そのスタッフを通じて本人の意思を汲み取れるのではないかと考え，また，個別支援や社会的働きかけにおいても当事者経験のあるスタッフの気持ちや視点および立場性が有効に機能するのではないかと考えて，思い切って雇用するにいたった。

　前段でも述べたが，事業所開設1年目は職員間の相互理解に時間がかかった。運営面では銀行等からの借入れ（運転資金）および特定求職者雇用開発助成金，障害者職場定着支援奨励金を活用し乗り切った。2年目は荒川区精神障害者相談支援事業を受託することができ，事業運営面に少しゆとりが出た。ピアサポーターもそれぞれの仕事の感覚をつかみはじめてきた時期といえる。しかしながら，雇用の安定には道半ばであり，無断欠勤が発生した時期もあった。

　1年間一緒に働いた中で，雇用する側や一緒に仕事をする専門職の意識の変化がみられてきた。それまではピアサポーターの○○さんにはどのような仕事をしてもらうとよいかという視点で業務を考えていたが，そうではないことに気づきはじめた。あるピアサポーターは，引っ越しの手配や住まい探しを依頼するととてもスムーズにこなしてくれ，違うピアサポーターは，就労定着や企業開拓，ひきこもりから一歩を抜け出す支援を依頼すると本人の力をどんどん引き出してくれる場面を目にするようになった。

　ここであらためて気づかされたことは，ピアサポーター自身が苦労して経験してきたことについては，相手の気持ちも含めて理解しやすく，そのことで対象者へのかかわりの質（支援の中身）が変わってくるということであった。つまり，ピアサポーターだからピアサポーターらしく働いてもらおうと業務を切り出そうとするのではなく，ピアサポーターがこれまでの人生でどのような経験を積んできたかを雇用主や同僚がしっかりと理解し，その経験を活かせる場面を適切に見極めて業務を考えることが重要だ。

障害のある当事者にとっては目の前に専門職だけが登場するのではなく，自分と似たような経験をもつピアサポーターが登場し，話を聞いてくれると，不思議な安心感をもてるようである。相談支援専門員とピアサポーターが一人の対象者に面接をしていても，ピアサポーターのほうに徐々に心のうちを開示してくれる例がある。これは言葉に出さずとも，お互いの困難について理解しやすく共感しやすい関係性が生じているからであろう。

　相談支援専門員だからこそ，本人との信頼関係を構築し，心のうちを理解したいと願っているが，ピアサポーターによれば，専門職がどれだけ配慮しようとも当事者としてはどうしても「支援を受ける側」と「支援をする側」の立場の違いに壁を感じてしまうという。この壁を乗り越えるべく専門職は努力し続ける必要はあるが，ピアサポーターの力を活用することは本人の意思を中心とした相談支援を提供していくために有効だといえるのではなかろうか。

　相談支援事業所で雇用されるピアサポーターが本人のリカバリーに寄与する前提には，相談支援専門員が地域を縦横無尽に駆け回り，様々な障害のある人と出会えていることと，地域の関係機関と良好な信頼関係を構築できていることおよび相談支援専門員がピアサポーター一人ひとりのこれまでの人生や強みをよく理解していることが必要であるといえよう。

　最近はピアサポーターを雇用する事業所が増えてきているが，ピアサポーターごとに経験や強みも違う。これはピアサポーターに限ったことではなく，相談支援専門員等の専門職でも同じことがいえよう。地域移行支援が得意な相談支援専門員もいれば，委託の相談支援が得意な相談支援専門員もいる。知的障害が得意な相談支援専門員や視覚障害が得意な相談支援専門員もいるというように，その人がこれまでに経験したことで得意不得意がどうしても生じてくる。

　A事業所に雇用されているピアサポーターをB事業所が活用するには，よほどA事業所のピアサポーターのことをよく知っておかねばな

らない。他事業所のピアサポーターの理解を進める方法として，リカバリーストーリーを聞かせてもらうことや，ピアサポーター同士の支え合いネットワークをつくること，多職種多事業所合同で事例検討会を行って相互理解を深めることが有効であり，スムーズに相互活用できることが本人支援にとっては有効である。そういうことからすると，その地域で活躍するピアサポーターや専門職は本人にとって貴重な財産であり，相互活用できるシステムを構築する役割はソーシャルワーカーである相談支援専門員が（自立支援）協議会等を通じて力を発揮すべき部分といえよう。

　ピアサポーターと協働するよさは事例検討においても実感しやすい。相談支援専門員が支援の行き詰まりを感じたり，支援の見立てに悩んだときは適宜事例検討を実施しているが，事例検討を通じて本人の表出されていない気持ちをピアサポーターを通じて理解できることがある。これにより本人の見方が変わるので，その後の支援が変わっていく。

　また，事例検討を通じてピアサポーターから本人を見放さない心構えを学ぶことができる。筆者の過去を振り返ると，支援に困難を感じて思うようにいかなくなると，支援を諦めたり，本人の能力や障害を理由に自分の支援を正当化していたところがあったように思い，恥ずかしくなる。本人不在で専門職だけで事例検討をするとお互いに傷をなめ合って終了することもあった気もする。傷をなめ合うことを否定しないが，傷をなめ合いつつも本人の生活は続いている。本人が不在の事例検討でも仲間の暮らしがかかっているからピアサポーターは手を抜かない。そんな姿に専門職としての立ち位置を反省させられるのである。

スタート3年目

　3年目に入ると相談支援事業所としての運営は軌道に乗り，2年間の支援を通じて地域の信頼もずいぶん得られるようになった。ピアサポーター2名のうち1名は精神保健福祉士の国家試験に合格し，相談支援専門員の初任者研修を修了してからは，ピアサポーターと相談支援専門員

の2足のわらじを履いて業務にあたっている。スタートから2年間、モニタリングやサービス担当者会議に同行した経験を生かして業務にあたり、自らが稼ぐピアサポーターになることができている。

3年目に入りようやく相談支援専門員とピアサポーターの協働の関係性を図7-4のように法人内で整理することができた。

少し解説すると、上の図では相談支援専門員はソーシャルワークを基盤としながら個別支援を大事にしつつ社会に働きかけることに重きを置き、ピアサポーターはリカバリーの経験を基盤としながらより個別の支援に重きを置くことに違いがあることや、両者ともに力を入れるべきはメゾレベル(市区町村や圏域)であるということを表している。

また、下の図では、対人援助の基礎となるものとしてそれぞれの人生経験や人間性を基盤としてそれぞれの専門性を高めていくことが必要であるが、共通する専門性としては本人の意思を中心とすること、ストレングスやリカバリーの視点であり、本人の生活を支援するという土台は変わらないということを表している。

これらの整理を通じて、「職員がいきいきと働くためにはどうしたらいいのか」「どのような人生経験が利用者の役に立つのか」などの個別性を職員間で共有することの必要性に気づかされた。

そのようなプロセスを経てきた結果、当事業所では「ピアサポーターのAさん」という見方ではなく、「Aさんは○△という強みがあったり、○□が得意で、ピアサポートの価値に重きを置く人」「Bさんは○△という強みがあったり、○□が得意で、ソーシャルワークの価値に重きを置く人」というように、それぞれの専門性の前にある人間性に着目するようになり、それぞれがもっている強みを生かした支援を提供していくことを意識するようになっていった。

それぞれの人間性を大切にする職場内の雰囲気はピアサポーターと専門職という垣根を超えて、日ごろから本音でコミュニケーションを重ねられる対等な関係性に発展し、お互いを支え合う関係性に成長することができたと思う。

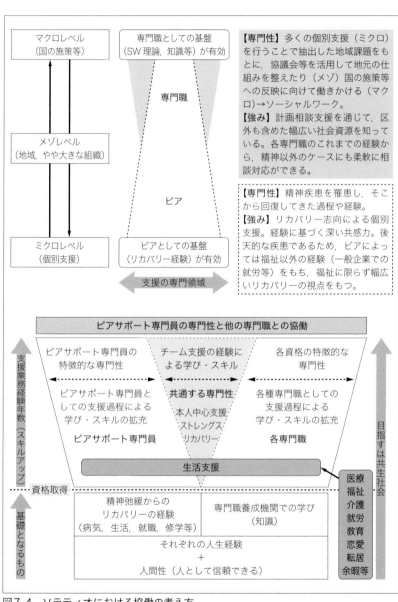

図7-4 ソラティオにおける協働の考え方
(出典:日本メンタルヘルスピアサポート専門員研修機構(一部改変))

まとめにかえて

　2018（平成30）年度の障害福祉サービスの報酬は大きな改定が行われた。同年4月から相談支援事業所は自立生活援助の指定を受けることができるようになり，相談支援事業で各種加算が算定できるようになっており，3年前に比べるとピアサポーターが活躍できる環境が徐々に整ってきている。しかし，大事なことはピアサポーターや専門職という垣根を越え，同じ職場で働く仲間として日ごろから些細なことも共有し合い，お互いが本音のコミュニケーションを大事にすることであると思う。その結果として，お互いの役割や強みを理解し，本人への支援にも有効活用できるものと考える。

❸ 就労支援におけるピアサポートの活用

　就労移行支援事業の中でピアサポーターが存在することはとても有意義なことであると感じている。ここではピアサポーターの雇用と役割について話を進めていきたい。

就労移行支援事業所内でのピアスタッフの具体例
▶基本的なスタンス

　筆者の勤務する事業所（以下，当事業所）では，開設当初から統合失調症の男性（当時30代）にピアスタッフとして働いてもらっている。雇用のきっかけは，以前から就労支援でかかわっており，いずれ対人援助の仕事をしたいと本人の希望も聞いていたので採用の検討を進めることにした。

　まずは，雇用前実習という形で2週間ほど事業所の開設準備を手伝ってもらうことにした。実習の振り返りで本人もこの仕事を続けたいという意向をもち，周りのスタッフからも一緒に働けるとの意見があり，正社員として雇用をすることにした。

　当初こちらが想定していた役割は，事務補助全般と本人の特技であるパソコンのプログラムを行ってもらうことであった。雇用前の本人との面談で仕事内容を確認し，了承してもらった。当事業所は利用者の担当制を敷いているが，利用者の担当になるとストレスが高いのでやめてほしい，と本人からの希望があり，その点について配慮した。

　当事業所の基本的なスタンスとして，利用者から話がある場合はできるだけ聞く，判断できないことがあったときはあやふやに返事をせずに周りのスタッフに相談する，自分が受けてきた治療や訓練を押しつけるような言い方はやめる，という内容を本人と取り決めた。また一緒に働くスタッフにも，慌てやすい，優先順位が分からなくなることがある，終わらなかった仕事は家でもやろうとしてしまう，など本人の仕事上の特徴や，睡眠リズムの乱れが調子を崩すときのサインであることなどを伝えることにした。

いざ仕事を始めると，自分より学歴が高い人や話が上手な人の話を自分が聞く必要があるのか，自分のアドバイスは必要ないのではないか，と不安に抱くことが多かった。週1回程度の面談の振り返りで本人にピアスタッフの必要性を伝えると同時に，周りの同僚にも本人が悩んでいることを伝えて対応することにした。

▶役割の拡大

　1カ月ほど過ぎたときに一度，本人がこれまでに行ってきた就職活動を利用者に話してもらう機会を企画した。最初は，自分の話など利用者には役に立たないのではないか，と言っていたが，やってみてから判断しようと説明し，実施することにした。その結果，本人が思っているより利用者の反応がよく，また話を聞きたい，話を聞いて自信をもてた，などの意見をもらい，そのことで本人も自信をもつことができ，仕事の中で新たな役割を得ることができた。

　その後は，試行錯誤しながら仕事を進めているが，当初の役割である事務補助とパソコンプログラムだけでなく，本人の仕事を見ながら役割を増やしている。具体的には，パソコン周辺の備品の発注，他のプログラムの準備，利用者の悩みの傾聴（休み時間や昼休みに，障害者手帳を取ったときの気持ちや，障害年金の申請方法などを聞く），などの役割を担っている。引き続き定期的に就活の体験談の話をする時間もとっている。

　また，働きながら精神保健福祉士の資格を取得したこともあり，年金その他の制度に関する利用者からの相談も受けている。

　さらに，当事業所の利用者だけでなく，外部の医療福祉機関や，医療福祉職養成校の授業や，学会などで自分の体験談を発表したり，ピアスタッフの採用を希望している事業所において実習生の受入れをコーディネートしたり，ピアスタッフとしての役割は多岐にわたってきている。

ピアサポーターを雇用するときのポイント

　以上の事例を踏まえ，就労移行支援事業所でピアサポーターを雇用するためのポイントについて言及しておきたい。今後，ピアサポーターが

各地で広がることが望ましいと思われるが，就労支援の事業所では就職できるか不安が高いことが多いため，継続的にかかわるピアサポーターは一定の技量をもって働くことが望ましい。そのため実際に職員としてピアサポーターを雇用するにはいくつかポイントがあり，ここではその点について述べていく。

職業としてピアサポーターをする場合は，以下の5点が重要であると考えている。

①自身の体調が安定している
②話を聞く姿勢をもち続けている
③経験がしたことすべてが仕事に役立つことを理解している
④気持ちの切り替えが必要なことを理解して実践できている
⑤チーム内で自分の役割に自信をもち，自分が知り得た情報をチームで共有できる

▶自身の体調が安定している

どの仕事にも必要になってくると思うが，特に就労移行事業では利用者と毎日顔を合わすので注意しなければならないことがある。つらそうにしている，急によく休むことがある，などがあると，安定した支援が実施しにくくなったり，利用者が必要以上にピアサポーターを心配したり，不在であることで不安になったりする場合もある。そのためまずは決められた日にきちっと仕事に出勤ことが重要である。

▶話を聞く姿勢をもち続けている

利用者が悩んでいたり，困っていたりしているのを見ると，ついこうしたらいい，とアドバイスをしたくなる。しかし，まずはじっくり話を聞く姿勢をもち続ける。なぜそのような気持ちになったかをじっくり聞ける姿勢が大事である。

▶経験がしたことすべてが仕事に役立つことを理解している

「手帳を取ったときの気持ちは？」「仕事がなかなか決まらないときにはどんな気持ちだった？」「調子が悪いときはどんな感じだった？」「薬を飲みたくないと思ったことは？」などなど，利用者の多くは，自分

たちに起こっているありとあらゆることをピアサポーターに質問してくる。

　それらの質問にはこれまでの様々な経験を活かして答えることが望ましい。そのために入院したことがある，仕事が続かなかったことがある，など一見するとネガティブな経験であっても，ピアサポーターという職業においては，こうした経験を素直に話すことで，役に立つことができるのである。そのことをピアサポーターが十分に理解して対応することが重要である。

▶気持ちの切り替えが必要なことを理解して実践できている

　好きで始めた仕事であっても，疲れることや嫌になることがある。特に対人援助の仕事では，自分が思っていることと利用者が思っていることがずれることやすれ違いが起きる。また，仕事が決まらないあせりから身近な存在であるピアサポーターに八つ当たりをする利用者もいる。こうした状況でも冷静に対応する必要があるので，ピアサポーター自身の気持ちの処理や切り替えも仕事をするうえでは大事になってくる。

　そのため，ピアサポーターを仕事にするには，自分の感情をきちっと把握することができ，それらの感情をきちっと処理した状態で1日の仕事を終えることが必要である。

▶チーム内で自分の役割に自信をもち，
　自分が知り得た情報をチームで共有できる

　仕事に就く前には確認できないかもしれないが，仕事をしているうちに自分の仕事に自信がもてなかったり，利用者から聞いた話をミーティングなどで発言することを躊躇したりすることがある。こうした場合，ピアサポーターの体調を気にかけるような体制づくりや，ピアサポーター自身が得た情報を発言する機会づくりなどが重要になってくる。

　これらのすべての状況がそろわないとピアサポーターが就労支援事業所で働くことができないわけではないが，ピアサポーターで働きたい人と雇用を検討している人の双方がこうした状況を理解しておくことで仕事上でのミスマッチが減るのではないかと考えている。また，雇用前

には必要な合理的配慮の確認を忘れてはならないが，仕事をしていく中で状況が変わっていくこともあるので，常にピアサポーターの言動にも気にかけておく必要がある。

　筆者は，前述したように雇用時に「就労支援を実施する担当スタッフは負担が多いのでやめておきたい」と本人からいわれたことがあり，ピアサポーター自身が得意なことを活かすためのプログラムの担当（パソコン授業，制度の説明，体験談など）や，事務補助業務を主に行ってもらうことで対応し，雇用を開始した。

ピアサポーターの就労移行支援事業所での役割

　筆者の勤務する事業所（以下「当事業所」）では，開所当初からピアサポーターを正社員として雇用し，働いてもらっているが，実際に一緒に仕事をしていく中で，当初考えていた役割や仕事が継続していることと，変化していったことがあると感じている。

　その中で就労移行支援事業所での役割について以下に述べていきたい。①モデルとしての存在，②身近な相談相手，③会社や支援者，世の中の意識変革，の3つの役割があると考えている。

▶モデルとしての存在

　病気を乗り越えて元気に働いていること自体が大きな存在になっている。利用者は病気になり，もう一度（あるいは初めて）働きたいと思ったときに，ピアサポーターはモデルとなる。働けるのかという不安な気持ちになったとき，ピアサポーターの存在は不安の軽減につながっていると思われる。

　もちろん働きたくても働けない理由は人それぞれ違うが，毎日通所する可能性がある事業所にピアサポーターがいることは，不安の軽減だけでなく，病気になっても働くことができるという自尊心の回復に役立っている部分もある。

▶身近な相談相手

　当事業所のピアサポーターは拒薬，入院，生活保護，障害者手帳の取得，就職，転職などを経験したうえで，精神保健福祉士の免許を取得している。そのため利用者からは様々な心情や制度の活用方法などを聞かれることがある。専門職である支援者とピアサポーターの双方が同じ内容の答えをしたとしてもピアサポーターが発言したことが心の響くことが多いと実感している。

　そのため，相手の気持ちを理解するための話を聞く姿勢が重要になってくるのはもちろんのことだが，発言に重みがあるので，安易なアドバイスは避ける必要があると思う。

▶会社や支援者，世の中の意識変革

　この役割は雇用当初考えていたより，多岐にわたって必要性を求められていると感じている。

　当事業所では，ピアサポーターになりたい人の実習の受入れ調整と実習中の担当，医療福祉養成学校での講演，事業所がある地域での講演，精神科デイケアセンターなどでの講演，学会などでの講演，場合によっては障害のある人を雇用した会社での談話などの役割がある。特に最近は，精神障害のある人を初めて雇用する，精神に障害のある人は分かりにくいので雇用しにくい，などの話を聞くことが多い。そのようなときは，ピアサポーターが説明するほうが，よりイメージがつきやすいようである。

ピアサポーターに期待すること

　個人的な意見ではあるが，就労移行支援事業所で身近に見ているピアサポーターのように自分もなりたいと思い，ピアサポーターとして働くことを希望する人もいる。ピアサポーターの仕事に魅力を感じてそれを仕事にしたいという気持ちはうれしいが，自分が利用者として通所していた場所でそのままピアサポーターとして働くことはあまりお勧めではない。利用者から職員への立場の変化に利用者，ほかの職員も対応でき

ない可能性があるためである。働きたい雇用したという相互のニーズが高まっている状況もある中で，雇用されたピアサポーターも職員もお互いを尊重しながら働ける仕組みづくりが待たれる。

　当事業所ではピアサポーターは様々な役割をもっており，重要なチームの一員になっていることはいうまでもない。今後も変わりなく働いていてくれることを強く望んでいる。

(2) 医療機関等における ピアサポートの活用

❶ 精神科医療機関におけるピアサポートの活用
リハビリテーション科におけるピアサポーター

　筆者らが勤務する精神科病院(以下「当院」)を運営する法人は，2つの精神科病院(メンタルホスピタル鹿児島・メンタルホスピタル鹿屋)と鹿児島看護専門学校，就労継続支援B型事業(えい吉)，共同生活援助事業(アミカ・ホープ・集い)の関連施設よりなる。当院は，鹿児島脳病院として1930(昭和5)年に開設され，現在は精神一般病棟306床，精神科急性期治療病棟50床，認知症治療病棟50床，地域移行機能強化病棟60床を有し，間もなく創立90周年を迎えようとしている。

　当院では，2014(平成26)年に鹿児島県の緊急雇用創出事業臨時特例基金事業をきっかけに2名のピアサポーターを採用した。その基金事業は，離職失業した精神障害のある人の地域における雇用拡大と研修の実施を行い，知識およびスキルを習得させ精神保健福祉領域の新たな担い手(ピアサポーター)として人材育成を図り，精神障害のある人の社会復帰と併せて精神科病院や障害福祉サービス事業所等において雇い入れることを目的としていた。

　その2名は入職後に一般社団法人日本メンタルヘルスピアサポート専門員研修機構が主催するピアサポート専門員の研修を受講している。リハビリテーション科に勤務するピアサポーターは，1日8時間週5日勤務のフルタイムとして，2018(平成30)年現在約3年(うちリハビリテーション科に2年)が経過している。業務内容は兼務している作業療法助手が主体である。その理由は専門員やピアサポーターの役割が明確化されておらず，業務も確立されたものがないことによる。そのため，作業療法助手という職種を担いながら，同時にピアサポーターとして数名の患者とかかわり，実績づくりに励んでいる。このような現状にあるため，ピアサポーターとしての位置づけは，いまだ確立途上の段階といえる。しか

し，日々の作業療法活動の中で多くの患者と触れ合ったり，院内研修の場で当院職員に対しピアサポーターの概説を行ったりと，その存在は職員や患者にも浸透しつつある。

ピアサポーターの具体的活動内容

リハビリテーション科所属のピアサポーターの作業療法活動を通じた患者とのかかわりの一例を紹介する。当該患者とのかかわりをもち始めたころ，その患者は，現実検討能力や生活管理能力の低下で，閉鎖病棟に長期にわたって入院していた。加えて家族の理解も乏しく，退院の話もほとんどなかったが，ピアサポーターとのかかわりが「退院への意欲」を湧き起こした。ピアサポーターは，主治医と現状を慎重に検討し，条件が整えば退院の可能性があることを患者に熱心に説明した。また退院にかかわる今後のサポートの意思を強く訴え，積極的に思いを伝えた結果，その患者の開放病棟への移棟が決まった。その後もかかわりを継続し，いまは地域移行支援を利用して種々の書類申請等に同行して支援を行っている。

このように，ピアサポーターがかかわったことで，患者の退院へのモチベーションが高まり，一面では開放病棟への移棟などスムーズな進展がみられたが，一方で「家族理解の乏しさ」という壁が残った。家族には，入院前の本人の状態が根深く記憶に残っており，マイナスイメージが強い。退院後も同じような状態になることを恐れ，退院を受け入れられないのが実情である。今後は，家族教育の実施や，ピアサポーターの目線で見た患者の様子を手紙として家族に送ることなどを計画している。

ピアサポーターの院外活動としては，各市町村から講演の依頼を受け，自身のリカバリーストーリーを話す機会が設けられている。また，研修会の講師も務め，ピアサポーターの概要を説明するなど教育活動にも取り組んでいる。特にリカバリーストーリーは好評であり，聴き手をひきつけ，患者や家族が動き出す原動力になっている。

ほかにも，当事者の会（集いや語ろう会）を実施しており，ピアサポーターや専門員同士の近況報告に加え，鹿児島県の精神保健福祉士協会とタイアップして，一般の人に向けてピアサポーターの存在を知ってもらえるような活動を行っている。このような取組みに関しては，当事者や専門員だけでなく，ピアサポーターや専門員を援助する側として，雇用している病院や施設の専門職も定期的に集まり，随時情報交換していくことも重要と感じている。

ピアサポーターの強み

　次に，ピアサポーターの強みについて考えてみたい。
　その強みは，病気に苦しんだ経験がプラスに働くこと，当事者の視点を持ち合わせていること，専門職にはとうてい及ばない説得力があること，など様々である。「説得力」について，例えば「薬は飲みたくない」「社会復帰の過程の中にデイケアは不要」など，患者が望まない支援があったとしよう。そこで専門員が自身のリカバリーストーリーをも含め，「回復の道のりを歩むうえで欠かせないもの」であることを伝えると，そこに共通理解が生まれ，ピアサポーターが目の前にいるよきモデルとして存在し，説得力が増すことになる。
　リハビリテーション科に勤務するピアサポーターは，「将来，精神保健福祉士の資格取得を目指したい」と言っている。そうなると，当事者性と専門性を兼ね備えることとなり，その存在や強みはさらに大きくなり，今後への期待も大きくなる。

ピアサポーターに不可欠なことと支援者の心得

　ピアサポーターに必要な能力やその意義と，ピアサポーターを支える支援者側の心得について触れてみたい。
　まずピアサポーター側の努めとして，事業所の理念等を理解し専門職と協働できること，ピアサポーターとして働く意欲が高いこと，自己管理能力，自己肯定感や自尊感情を備えておくことが必要である。また，

自身の障害を受容し，リカバリー経験を整理して語れること，支援対象者との関係性について倫理的配慮ができ，ピアサポーターの役割の限界も理解しておくことが大切である。バウンダリー（患者とピアサポーターの心の境界線）をどう設定するかも重要である。養成研修の中でもその概要を学べるが，先述した内容を短時間で習得することは容易でなく，雇用された現場で体験し経験を積み重ねながら理解していく必要がある。

一方，支援者側（専門職）の心得として，まずは，その専門性を活かせるような配慮と，ピアサポーターの意見や視点を尊重し，発信しやすいような環境設定が必要と考えられる。さらに，就業中の健康状態の把握やリスク管理，労働時間の考慮，休憩時間や体調不良時の対応などの体制づくりも必要である。加えて，ピアサポーターがいつでも所属の上長に相談でき，支援者側も定期的に声かけを行うことも怠ってはならない。

地域移行機能強化病棟におけるピアサポーター

採用から3年近くが経過した現在では，ピアサポーターが患者・利用者から日々の療養生活での困りごとや退院に関する不安等を引き出し退院支援にかかわっている。ピアサポーターからの発信でカンファレンスの調整や退院への動機づけを行い，グループホームへの体験入居や退院等の実績ができた。

ピア視点から職員に対する気づきの発信，従来の職種ではなかなかできなかった角度からの退院や就労意欲の引き出し，様々な理由から退院への意欲の低い当事者・家族の意識変容のきっかけづくり，などピアサポーターの存在が生む退院や就労に対する積極的な支援は現在も続いている。

2018（平成30）年9月から配属された地域移行機能強化病棟のピアサポーターが，その病棟の中でどのように介入していけるのか，ワーキンググループをつくり，打ち合わせを繰り返している。内容は，ピアサポーターに何を担ってもらうか，どのようなかかわりが必要か，などで

ある。退院準備グループや心理教育へのかかわりや，数は少ないがリカバリーストーリーの発表などの役割も挙がっている。地域移行機能強化病棟はピアサポーターにとって新しい活躍の場を増やすよい機会になると思われる。

　2015（平成27）年度における鹿児島県の精神科病院入院患者の平均在院日数は，473日とほかの都道府県と比較して圧倒的に長い。鹿児島県では長期入院者に対する地域移行事業の新たな担い手としてピアサポーターに期待し，2017（平成29）年度には20名，2018（平成30）年度には50名の養成を予定している。ピアサポーターの活用として，地域移行・地域定着支援事業の一環で，精神科病院での雇用も予定されている。行政発信の事業となれば，ピアサポーター周知の機会が増え，ピアサポーターの支援を受け入れる医療機関，事業所が広がることが考えられる。今後も活躍の場を広げ，ピアサポーター自身のかかわりや存在が報酬を産む形として位置づけてもらいたいと願っている。

　そして，誰もが住みやすい地域を構築していくために住民や関係者にもピアサポーターの存在意義について理解を促していくことが大切であろう。今後，ますますピアサポーターの必要性や専門性が重視され，その存在が必要不可欠になると考えている。いまだ途上の段階だが，早々に役割を確立させ，チーム医療の一員として，さらに活躍できるよう専門職も共に前進していきたい。

❷難病相談支援センターにおけるピアサポートの活用

難病相談支援センターについて

2003(平成15)年の厚生労働省健康局長通知「難病相談・支援センターの整備について」(平成15年4月22日健発第0422003)によって，難病相談・支援センターが全国に設置されはじめ，2007(平成19)年度末には全国の都道府県すべてに設置された。「もっと患者・家族サイドに立った相談機能がほしい」という患者会の要望から生まれたものである。

2015(平成27)年に施行された「難病の患者に対する医療等に関する法律」(難病法)でも，難病相談支援センターは，第5章の第28条「療養生活環境整備事業」，第29条「難病相談支援センター」にて，患者の療養生活を支える重要な事業で，重要な機関のひとつとして位置づけられている。

難病相談支援センターは，2016(平成28)年改正の「療養生活環境整備事業実施要綱」(厚生労働省健康局長通知「療養生活環境整備事業について」平成27年3月30日健発0330第14号)において，下記のように定められている。

「難病の患者が地域で安心して療養しながら暮らしを続けていくことができるよう，難病の患者等に対する相談・支援，地域交流活動の促進及び就労支援などを行う拠点施設として(中略)設置する。センターにおいて難病の患者等の療養上，日常生活上での悩みや不安の解消，孤独感や喪失感の軽減を図るとともに，難病の患者等のもつ様々なニーズに対応し，医療機関を始めとする地域の関係機関と連携した支援対策を一層推進するものとする」。また，この事業の実施主体は都道府県で，「事業運営の全部又は一部を(中略)適切，公正，中立かつ効率的に実施できる法人等に委託することができるものとする」としている。

難病相談支援センターで実施される事業については，下記の事業等が挙げられている。

①各種相談支援：電話，面談等により療養生活上，日常生活上の相談や各種公的手続等に対する支援を行うほか，情報の提供等を行うこと。

②地域交流会等の(自主)活動に対する支援：難病の患者等の自主的

な活動，地域住民や当事者同士との交流等を図るための場の提供を行う支援，医療関係者等を交えた意見・情報交換会やセミナー等の活動への支援を行うとともに，地域におけるボランティアの育成に努めること。

③講演・研修会の開催：医療従事者等を講師とした難病の患者等に対する講演会の開催や，保健・医療・福祉サービスの実施機関等の職員に対する各種研修を行うこと。

④その他：特定の疾病の関係者にとどまらず，地域の実情に応じた創意工夫に基づく地域支援対策事業を行うこと。

⑤就労支援：（ア）就労支援等関係機関と連携体制を構築し，難病に関する必要な情報を提供するなど，難病の患者が適切な就労支援サービスが受けられるよう支援すること。（イ）ハローワークに配置される難病患者就職サポーターと連携すること。（ウ）難病の患者が，就労の継続ができるよう，職場に対し，自身の疾病や必要な配慮について理解を求めること。（エ）同行等の支援を行うこと。また、就労後のフォローアップを行うこと。（オ）企業等を対象にした難病に対する理解を深める取組を行うこと。

　また，この療養生活環境整備事業実施要綱において，ピアサポートについては，「難病の患者等の孤立感，喪失感等の軽減のために，当事者同士の支え合い（ピア・サポート）が有効であることから，センターは，難病の患者や家族等を対象にピア・サポーターを養成し，ピア・サポート活動を支援する。」「必要に応じ，相談支援員とピア・サポーターとが協力して相談支援が行えるように努めること。」等としている。

患者や家族に寄り添うセンターであるために
―ピアサポートの必要性

　難病の患者や家族が相談できるところについては，これまでも保健所や医療機関に設置されている相談窓口があった。聞いたこともない疾病を告知され，現代の医学をもっても治らない疾病であることを告げら

れ,「難病」であるといわれても,難病についてどこに相談すればよいかを知っている人はほとんどいないだろう。診断を受けた疾病が難病法による医療費助成を受けることのできる指定難病の対象であり,保健所に申請を行うということを知って初めて保健所で難病の相談支援を行っていることを知ることがほとんどである。2018（平成30）年4月から指定難病は331疾病となったが,この指定難病でなければ,難病に関して保健所と結びつく機会はまずない。また,医療機関の相談窓口に,日常生活や就労など,医療以外の相談を行うことも考えにくい。

　このような状況の中,「難病相談支援センター」と難病の名のつくセンターは,患者や家族にとって最も身近な存在であってほしい。現状では,患者当事者団体が,これまで経験してきた患者や家族の視点に立ってセンターを運営しているところもあるが,行政の直接運営や医療機関等が運営するところも多い。

　難病に関する相談は多種多様であり,医療・保健に関する専門的知識・支援技術が求められるとされている。保健師などの専門職を配置するが,運営資金が大変厳しい中で,ピアサポーターを常勤で配置しているセンターはまだきわめて少ない。一方で,難病患者から相談を受けた専門職の中には,相談者に「経験のないあなたには分かるはずがない」と言われた例もある。相談者への共感,励まし,寄り添いについては,専門職ではできないことや経験をもつピアサポーターには相談者の問題を見つけやすいといったことなどから,ピアサポートが必要であると認識している専門職は多い。

　センターにピアサポーターが登録され,相談内容によって登録しているピアサポーターに相談依頼を行っていたり,患者会に相談をつないでいるところが多くなっている。難病を発病したその日から,難病を抱えて生きていくことになる。身体的,精神的な苦痛と経済的,社会的困難により,押し潰されそうになり,簡単に受け入れられるものではない。しかし,発病によりできなくなったこと,自信をなくしたものも,やがて経験を積み上げていくことで自信を取り戻し,学びと創意工夫に

より，よりよく生きていくすべが身についてくる。そんな力を患者はもっている。医療も福祉も不十分な状況に，ピアサポーターは，共に寄り添い前向きに生きていけるよう，心のよりどころとなる身近な存在となる。

　相談支援，医療講演会や交流会の開催，就労支援，患者のニーズ把握と実施方法など，難病相談支援センターの運営にも患者の視点，ピアサポーターの存在が必要である。相談支援が誰のための，何のためのものか，を常に問いかけ，患者・家族の望む難病相談支援センターであってほしい。

難病相談支援センターにおけるピアサポートの活用事例

事例1 ピアサポーターは存在しているだけでも役立っている
　　　　─同じ疾病の患者との出会い

　難病相談支援センターに強皮症と診断された50代男性からの相談。疾病に対する積極的な治療や，症状に対する対症療法も難しいと言われ，途方に暮れていた。「同じ疾病の患者はどのような治療を受けているのだろうか」「どのように日常を送っているのだろうか」「将来はどうなるのだろうか」といった相談があり，同じ疾病をもつピアサポーターと出会うことになった。

　「何年もこの疾病を抱えながらもいきいきと活躍されている姿を見て勇気づけられ，自分もなんとかがんばってみようと思った。初めて出会ったのに何年も前から知っている人のように，自分のことを分かってくれる人に出会えて救われた」と話された。

　違う疾病の場合であっても，「初めて会ったのに何年も前からの知人のようだ」「少し話しただけで分かってくれる」と感じることがよくある。治らない病気を抱えている不安やつらさ，同じような経験をもつからこそ，生まれてくる関係性である。

事例2 ピアサポーターは相談者をつなぐことができる
―医療機関の紹介

全身性エリテマトーデスの30代女性からの相談。夫の転勤で他県に引っ越すことが決まった。転居先には知り合いもおらず，どこの医療機関にかかればよいのか分からず困っている。

全身性エリテマトーデスは一般に膠原病と呼ばれる疾患群の一種であり，全国膠原病友の会という患者会がある。転居先の情報がないか患者会に尋ねた。全国組織であるため，転居先の支部に問い合わせ，専門医のいる医療機関のリストが入手できた。転居先でも相談できるよう，相談者と転居先の支部をつなぎ，医療状況や暮らしなど話を聞き，引っ越し準備をするのにも役立った。転居先のピアサポーターとつながり，いつでも相談できることで，心強く安心することができた。

疾病の患者会には全国組織となっているところも多く，地域ごとの難病連絡協議会でも様々な疾病のつながりをもっている。患者会で活動するピアサポーターにつなぐことで，広い支援を行うことができる。

事例3 相談者の気持ちにより添うことができる
―医師とのコミュニケーション

脊髄小脳変性症の60代女性からの相談。外来の診察時に質問ができないと相談があった。うまく話すことができず，主治医に聞きたいことが聞けない。忙しそうにされているので話しかけられない。先生の顔色をうかがってしまう。

医師とのコミュニケーションに関する相談は大変多い。ピアサポーターもまた，たいてい同じような思いをしている。どうすれば質問できるか外来の様子などを聞きながら一緒に考えてみる。

例えば，主治医に伝えなくてはならない症状や質問は事前にまとめて簡単なメモ書きにして，メモを見せながら話をする。一度に多くの質問は避けて，いま聞くべきことに絞る。長年のピアサポーターの経験が参考となることも多い。

検査結果には現れない様々な症状が出ることもあり，症状が変動する

ことも多い。気がついた症状を主治医に伝え，不安なことは質問しておくことが望ましい。患者が積極的に治療にかかわるためには主治医とのコミュニケーションは欠かせない。

事例4 ▶ 相談者の抱える不安や困難に気づきやすい
　　　　──福祉サービスの利用

　重症筋無力症の50代女性からの相談。体のだるさがあるが家族に理解がないと相談があった。日常生活はゆっくりであれば，なんとかできているので，何が困難なのかよく分からないと本人は言っていた。しかし，話をする中で，重いものが持てず買い物に困っている，力が入りにくく食事の準備では硬いものが切れない，トイレや風呂掃除は困難であることが分かった。身体障害者手帳も取得していないので福祉の対象ではないと思っておられた。

　「障害者の日常生活及び社会生活を総合的に支援するための法律」（障害者総合支援法）のヘルプサービス等の情報を伝え，利用可能か相談してみることとなった。難病は外見上，どのような困難を抱えているのか分かりにくい。ピアサポーターは，自身の経験に照らし合わせて話を聞くことで，相談者が抱えている問題に気づくことがある。

　障害者総合支援法の難病対象疾患は，2018（平成30）年4月から359となっており，障害者手帳の有無にかかわらず必要な支援を受けることができるようになっている。症状の変化でできたりできなかったりすることや，できても時間がかかること，医師の指示により制限されている行為などについても，「できない状況」との判断により支援を受けることが可能となる。

　疾病の特性が考慮され，詳しく示されている「障害者総合支援法における障害者支援区分　難病患者等に対する認定マニュアル」[1]が患者の暮らしを理解するためにも大変参考になっている。

事例5 初期症状に気づくことは早期発見早期治療につながる
　　―交流会で多くの患者の経験を活かす

　ピアサポーターは，難病相談支援センターの交流会を担当し，参加者の自己紹介を行っていた。

　多発性硬化症の40代男性が，「けさから皮膚の奥のほうでちくちくとした痛みが少しあり，お腹の周囲にぽつぽつと発疹が出てきた」と発言した。参加者の一人が早く受診するほうがよいのではないかと自身の経験を話された。

　治療により免疫抑制の状態にあり，疲れがたまっているときにはヘルペスが起こりやすいともいわれている。男性は当初仕事が忙しく，すぐに受診するのは難しいと言っていたが，経験者の話を聞き，また保健師である支援員にも相談し，交流会の席を立ち病院へと向かうことにした。受診の結果，ヘルペスであることが分かり，すぐに治療を始めて，大事に至らずにすんだ。

　交流会では様々な経験をもつ患者らが参加する。交流会では，発病当初，診断されるまでにどう過ごしたかを話されることも多い。なかなか診断がつかず長い間転々と病院を周り，つらい思いをしてきた患者も多い。

　仕事でよくパソコンを使っている50代女性が最近見えにくくなって困っていると発言した。よくある話なので聞き流すことが多いが，シェーグレン症候群の人が自分の目の症状について話し出した。発病当初は目や口が渇くだけでなく，関節の痛みや微熱が続いていたことを話すと，先の50代女性は自分の状態と重なり，自分も長い間悩んできたと話された。目の症状は眼科，関節の痛みは整形外科，微熱は内科と，関係ないと思われていた症状が実はつながっていた。受診の結果シェーグレン症候群であったことが分かり，治療が始まった。多くの患者の集まりから疾病の知識や生活の工夫が多く引き出される。

事例6 就労支援にもピアサポーターの経験が活かされる

　潰瘍性大腸炎の20代女性からの相談。仕事を続けていたが症状が悪化し，トイレに行く回数も増え，仕事を辞めた。ひどく落ち込んでいたが，友人の勧めで難病相談支援センターを訪れた。

　ピアサポーターが話を聞くと，腹痛や下痢の症状を男性である職場の上司には話しにくく，相談することもできなかったとのことであった。治療により，少し症状も落ち着いてきたが，もう働くことはできないと自信を失い，将来の心配をされていた。ピアサポーターは，疾病は違うが就労経験があり，身体を慣らしながら，少しずつ勤務時間を増やしていった経験を話した。

　そして難病患者就職サポーターに相談をつないだところ，すぐに働くのではなく，さらに職業選択の幅が広がるよう，これまでの事務の仕事の経験を活かし，スキルアップできる職業訓練を受けることになった。病気とうまく付き合うことができるように患者同士のつながりをもちたいと，支援センターの交流会や患者会での催しに参加されるようになった。

全国難病センター研究会の設置

　患者会も参加する運営と相談の質の向上を図るために，2003（平成15）年6月，患者会，医療・福祉関係者，行政，政治家，研究者，企業，その他支援者など，多くの関係者の参画によって「全国難病センター研究会」が立ち上がった。現在，この全国難病センター研究会は，事務局を難病支援ネット北海道に置き，日本難病・疾病団体協議会（JPA：Japan Patients Association）が受託する厚生労働省補助事業難病患者サポート事業にて運営されている。

　難病にかかわるそれぞれの立場，専門分野を生かしながら難病患者を地域で支える仕組みをつくるために，全国センター研究会は，年2回，全国各地で研究大会を開催し，情報交換，相互の交流，様々な課題の発表を行い，議論等を進めている。全国の難病相談支援センターや患者会

からの発表も行われ，先進的な事業の取組みや創意工夫された運営などを学び合うことができる。

ピアサポート発展のために

　ピアサポートだけでも，専門職による相談だけでも，万全ではない。医療，福祉，就労，ピアサポートそれぞれの役割を果たし，それぞれの強みを活かし，相互に補い合って相談支援の質を上げていくことが求められる。

　その連携を可能とする職員配置が必要である。また難病は大変多くの疾病があり，症状や経過も様々である。それらの疾病の患者に対応するために，患者会のピアサポート活動が主な役割を果たすことになる。難病相談支援センターでもピアサポーター養成研修を開催しているところも多くなってきたが，まだ十分ではない。難病のピアサポーター養成が充実したものとなり，自分のためにも仲間のためにもピアサポーターとなる人が増えることを望んでいる。

■引用文献
1) 厚生労働省社会援護局障害保健福祉部：障害者総合支援法における障害者支援区分 難病患者等に対する認定マニュアル．2018.

(3) 当事者が設立し，専門職を雇用している事例

❶ 自立生活センターにおけるピアサポートの活用

　自立生活センター（CIL：Center for Independent Living）は障害のある当事者が運営の責任者となり，ピアカウンセリングや自立生活プログラム（ILP：Independent Living Program），介助派遣サービスなど様々なサービスを提供している。自立生活センターの活動のすべてにおいて障害のある当事者の役割は重要である。中でもピアカウンセラーと呼ばれる障害のある人のピアの立場を活かした活動が特徴である。

▶ サービスの受け手から担い手へ

　近年ようやく障害のある人の法律や制度設計，計画づくりなどに障害のある当事者が参画し，その過程にかかわることができるようになってきた。以前は障害のある人の問題を，行政や医療・福祉の専門家や家族などが当事者である障害のある人を抜きに，決定していた。

　例えばそのひとつとして，施設への入所政策が積極的に進められ，全国にたくさんの入所施設がつくられていった。それにより家族が介護できなくなった場合は，本人の意思にかかわらず施設に入所するしかなかった。

　その状況に異をとなえた障害のある人たちが，介助ボランティアを集め，施設を出てアパートで一人暮らしを始めた。当時は重度の障害のある人が地域で生きるために必要な在宅サービスがなかったが，受け身でいたのでは自分たちが暮らしたい生活ができないと，自らが必要としている地域で暮らすためのサービスを，自分たちで提供することで地域生活の実現を可能にしていった。

　自立生活センターの理念は，どんなに重度な障害があっても障害のない人たちと同じ地域で必要なサービスやサポートを受けながら自立生活を実現できる社会づくりを目指している。そのために社会に積極的に働

きかけたり，自分たちで必要なサービスを提供している。

▶自立生活センターにおける障害のある人の役割

自立生活センターで働く障害のある人（ピアカウンセラー）は障害のある当事者としての自覚をもち，障害のある人こそが障害の専門家である，センター運営の担い手として主体的に活動している。ピアの立場で直接障害のある人にかかわり，対等な立場で仲間の苦しみや悩みに寄り添い，一緒に問題解決をしたり，障害のない人や社会に対して働きかけを行ったりするなど，様々な役割がある。障害のある当事者だからこそ言えること，障害のある人でなければできないことなど，その立場を生かした活動をしている。

▶自立生活センターの運営と障害のある人のニーズに合ったサービスの提供

自立生活センターの意思決定機関は，51％以上が障害のある人であり，最高責任者は障害のある人である。このように運営の中心は障害のある人が行っている。自らが団体・事業の運営をすることで，自分たちが目指している運動の方向性を決めることができ，自分たちのニーズに合ったサービスが提供できる。

自らのニーズを実現することが，ほかの障害のある人のニーズの実現にもつながっている。特に介助派遣の事業において運営している障害のある人が介助サービスの利用者でもあることで，当事者のニーズにあった介助派遣が行うことが可能である。

▶権利擁護──差別や虐待への取組みと計画や制度策定

権利や人権に対する意識を常に敏感にもっている。例えば，「障害があることを理由にアパートを貸してもらえなかった」のように日常的に起きている障害のある人への差別問題や，家族や施設職員などによる虐待などに対して，直接問題解決にあたったり，行政や社会に問題提起やアピールを行ったり，声を上げることができないでいる障害のある人に代わり自らの問題として積極的に行動したりする。

また，福祉計画の策定や，差別禁止に関する条例の策定，バリアフリーのまちづくりや防災計画など，様々な政策決定の場に，障害のある人の声を届け反映されるように働きかける。

▶社会モデルを広げるための啓発活動

　社会一般では障害があることは不幸であり，恥ずべきものなくすべきものとして捉えられている。障害のない人を基準とした医療モデルの考え方が長く唱えられてきたが，障害の要因は社会の側にあるとする社会モデルの考え方を広く認知してもらう必要がある。そのために，普通学校に行き生徒に向け障害の理解のテーマで授業を行ったり，障害のある人の家族に向けて自立生活を知ってもらう講演を行ったり，社会に向けて様々なアプローチをしている。

▶ピアカウンセラー，共感と体験を生かした相談業務

　自立生活センターでは，障害のある人やその家族，福祉関係者などから様々な相談を受け，障害のある相談員がそれに対応している。その中で障害のある相談者に対し，障害という対等な立場で相談支援を行う障害のある相談員のことを「ピアカウンセラー」と呼ぶ。

　障害があるという共通の立場（ピア）だからこそ，相談者の気持ちに寄り添い，共感することができ，自分自身の体験を生かした情報提供や問題の解決の手伝いを行う。主な業務として，ピアカウンセリング，自立生活プログラム，地域移行，地域定着，相談支援などがある。

　ピアカウンセラーの仕事の基本は「相談」である。その内容は，福祉機器や制度の説明，医療機関や介護派遣事業所の紹介などの様々な情報提供や利用の助言から，「施設から出て一人暮らしをしたい」のようにその人の生き方に大きくかかわる相談まで，様々である。

　特に施設からの地域移行や家族からの自立，それを実現できた後の地域での自立生活を維持していくことの相談は，ピアカウンセリングや自立生活プログラムを使って行うが，それは自立生活センターの特徴であり，得意なところである。ピアカウンセリングと自立生活プログラムは，個人対象とグループで行う講座形式のものがあり，どちらもこの手法を

学んだピアカウンセラーが行う。

　介助派遣を行っている自立生活センターでは，介助の利用者から介助者との関係のつくり方やトラブルの解決の仕方など，介助利用に関する相談を受けたりする。ピアカウンセラーの多くは日常的に介助を利用しているので，利用者の立場に立って考えることができ，実体験から得たアドバイスをするなど，ピアとしての有効性が発揮される。

ピアカウンセラーに必要なこと

　施設から出て，あるいは家族と離れて，地域で自立生活を送るにはどうしたらいいのか。その経験や具体的情報を伝えることができるのは，地域で自立生活を実践している障害のある人である。実際にいきいきと自分の望む暮らしをしている障害のある人を目の当たりにすることで，相談者が「自分にもできる」と感じたりできる。また，障害がある人ということで受けてきた様々な傷や悲しみなどを共感できる者同士だからこそ，安心して話をすることができる。

　ピアカウンセラーは障害のある人自身に自信を取り戻してもらい，新たな人生に取り組んでいくための支援を行う。相談者に寄り添い，主体性を尊重しながら，エンパワメントすることを支援していく。これらのことを実践できるようになるためにピアカウンセラーとして大事にしていることがいくつかある。

- 障害のある人であり，自らの障害を受容していること。
- 自立生活の実践者であり，自立生活に関する情報をもっていること。
- 相談者に安心感を与えられる人であること。
- 相談者のロールモデルになれる人であること。
- 人の話を十分に聞くことができる人であること。
- 相談者を信頼し，感情の解放を援助することができる人であること。
- 福祉制度に関する情報に熟知していること。

　そのほかに，自立生活センターの当事者として活動するためには，社会モデルについて理解し，権利意識をもっていることと，差別について

敏感であることも必要である。

　このようにピアカウンセラーに求めることを挙げると，「こんなにもできないといけないのか？」「自分には無理だ」と言われてしまうことがあるが，これらが完璧にできていないとピアカウンセラーになれないわけではない。常にこれらのことを心がけ，できるようになっていくことが大切である。何より様々な体験をしていること，ロールモデルとしていきいきと地域での生活を楽しんでいることが重要である。

　一見マイナスのように思える経験（例えば10年家にひきこもっていた）も，だからこそいま同じ悩みで苦しんでいる障害のある人の気持ちに寄り添い，勇気づけることができるのだ。失敗も含め，障害のある人として生きてきた過程のすべてが，より良いピアカウンセラーになるための条件である。

　ピアカウンセラーとして必要な資質を身につけるにはピアカウンセリングが大変有効である。カウンセラーとしての技術を習得するだけでなく，ピアカウンセラー自身が自分の障害と向き合うことでより深く障害について理解できるようになる。

事例紹介

　筆者自身も障害を持っておりピアカウンセラーとして活動してきた。その経験を事例として紹介することでピアカウンセラーの仕事を知ってもらいたい。

事例1　相談者からピアカウンセラーへ

　筆者は現在「自立生活センター日野」で障害のある当事者のピアカウンセラーとして活動しているが，以前は相談者として自立生活センターに通っていた。

　筆者は進行性の筋疾患で全身の筋肉が徐々に衰え動かなくなっていく病気で障害者になった。大学生くらいから体調の変化を意識するようになり，卒業後は就職をせず入退院を繰り返していた。それまで描いてきた将来の夢は病気の進行とともに諦めることとなり，障害者である自分

に自信がもてず家にひきこもるようになった。病院で生活している仲間とは知り合えても地域で生活している障害のある人と出会うことはなく，どうしたら家族，特に母親に頼って介護を受けている生活から抜け出せるのか，まったく情報がなかった。母親の介護に限界が来たら施設か病院で一生を送るしかないのかと諦めていたとき，偶然自立生活センター（ヒューマンケア協会）を紹介された。

　そこに初めて訪問した日のことを今でもよく覚えている。そこで筆者を迎えてくれたのは2人のピアカウンセラーだった。筆者の話を聞いた後，「私たちは地域で介助者を使って自立生活をしている。自分もやりたいと思うなら応援する」と言われた。それまでそんな生活は自分にはできないと思い込んでいたので，実際に実践している障害のある人から言われた言葉は，何よりも心強くまた安心感があった。

　それからピアカウンセリングや自立生活プログラムを通して障害者としての自分に自信をもてるようになり，地域で生活する力をつけ，家族から離れて24時間介助サービスを利用しながら一人暮しを始めた。何よりロールモデルとなる存在が常に身近にいて，寄り添い励ましてくれたことが大きかった。自己主張することが苦手だった筆者にとって，先輩の障害のある人たちの堂々とした言動は憧れでもあった。

　自立生活をスタートするまでは，自分は常に相談する側であると思っていた。自分に何かできることがあるとは思ってもいなかった。しかし，自立生活センターを知り，ピアカウンセラーに出会ったことで大きく人生が変わった。ピアカウンセリングや自立生活プログラムの有効性を誰よりも実感している自分だからこそ，その経験を生かせば自分と同じように悩んでいる障害のある人の助けに少しでもなれるのではないかと思い，ピアカウンセラーを目指すようになった。

　実際にどのように接すれば相談者に安心感を与えられるか，どうすればエンパワメントできるのか，など自分の実体験を生かすことができ，それまでのマイナスと思っていた障害者としての経験が無駄ではなく，ピアカウンセラーとして役立てることができている。

事例2 施設から地域へ，自立の支援

　入所施設で10年以上暮らしていたＫさんという脳性まひの女性から，「施設を出て一人暮らしをしたい」という相談を受けた。Ｋさんは重度の言語障害があり，言葉を発することができず本人独自のジェスチャーでコミュニケーションをとっていた。最初のころはＫさんが言っていることがなかなか読み取れず，イライラさせてしまうこともしばしばあった。

　Ｋさんと相談しながら自立生活プログラムを組み立て実行していくことにした。特に自分のやってほしいことを介助者に指示できるようになるため，実際にアパートを改造した体験室に宿泊し生活体験を重ねた。筆者自身の経験から，実際の介助者を入れながらの生活体験は，具体的に自立後のイメージをすることができ，自分にもこれならできるという自信につながることが分かっていた。

　少しずつ体験を重ね生活する力をつけていったが，Ｋさんの姉妹から強烈な反対を受け，なかなか施設から出ることができなかった。Ｋさんは何度も手紙を書いて自立したい意思を伝えたが，自立なんてできるわけないとまったく聞いてもらえなかった。面会に来た姉妹と話をしたいが一人では不安なので同席してほしい，と言われ立ち会ったこともある。言語障害のあるＫさんは言葉で言い返すことができなかったうえに，いつも姉妹から怒られていたので会うと緊張して何も言えなかった。

　そこでどうしたら説得できるか相談し合い，楽しそうに生活体験をしている映像を撮り，見てもらうことにした。またＫさんが介助者に指示しながら料理をつくり，姉妹を招待して一緒に食事をすることにした。筆者はその食事の席に応援者として同席した。Ｋさんの意志の強さと家族には見せたことのないビデオでの笑顔が姉妹の気持ちを変え，施設から出ることができた。

　誰もが助けがあれば地域での生活が実現できる。その助けのひとつとしてピアカウンセラーの存在は大きい。

■参考文献
- 全国自立生活センター協議会：自立生活センターで働くピアカウンセラーのための読本. 2008.

❷市民活動におけるピアサポートの活用
専門職と協働モデルによる事業所の立ち上げ

　昨今の障害者総合支援法の見直しで，精神障害者の地域移行や地域生活支援におけるピアサポートを担う人材等の育成や活用は，地域や自治体ごとに取り組んではいるが統一的な仕組みがないことが指摘されている。また，厚生労働省が打ち出した「精神障害にも対応した地域包括ケアシステムの構築に向けて」では，事業内容にピアサポートの活用に係る事業が含まれている。今後の施策の動向を踏まえたうえで，精神疾患の当事者らが立ち上げ，専門職と協働している一事例として，筆者らの取組みについて触れていきたい。

▶自己紹介

　筆者も含む精神疾患の当事者たちで，障害福祉サービスを立ち上げてから4年目となった。立ち上げのころ，精神障害等の当事者がピアサポートを活用して支援者として働ける雇用先はほとんどなかった。

　筆者の前職はソーシャルワーカーなどの支援職で，高齢者施設で雇用されていた。2010（平成22）年に様々なストレス過多により，夜に眠れず，食欲もなくなり，精神的に不安定な状態となった。精神科の治療薬を服用しながらだましだまし働いていたが，あるとき大きく体調を崩し，休職した。2カ月ほど精神科の閉鎖病棟に入院することになった。

　その後，復職を試みたがすべてにおいて不安が強く，躁とうつのコントロールが難しい状態であった。働くこと，生活することさえも，ままならない状態であった。働けずに病院の作業療法に通院，リワーク（復職を目指す医療系の通所サービス）を利用していた。精神疾患を患ったことで家族や職場に後ろめたさを感じながら生活をしていた。あるとき，リワークの精神保健福祉士から「精神科領域のピアサポート」の存在を教えていただいた。いまの現状から脱したいと思ったのはそのころであった。

　「精神障がい者ピアサポート専門員養成研修」や「WRAP（Wellness Recovery Action Plan：元気回復行動プラン）」の学習会等に参加し，同じよう

に精神的に困難を経験した仲間に出会った。筆者らは，精神科領域のサービスから一歩踏み出し，社会の中でリハビリテーションを開始した。それを「社会参加型リハビリ」と呼んだ。

　同じような経験をした人たちがざっくばらんに語れる場をつくりたいと考え，2013(平成25)年にピアサポートグループの任意団体を立ち上げ，月に1～2回のセルフヘルプグループの運営を始めた。活動している中で，多くの人が心の生きづらさや悩みなどを抱えながら生活していることが分かった。

　そして，より広域的に活動をすることを目的とし，生きづらさを抱えている人が生きやすくなるようなイベントや研修会等を実施するために，2013(平成25)年12月にSAPIA(サピア)を発足し，市民活動団体として登録し，2014(平成26)年5月に北海道ピアサポート協会を任意団体として設立し，同年12月に法人化した。さらに，事業の拠点として2015(平成27)年に当事者が中心となり働ける場，障害福祉サービスを開設する運びとなった。以下に筆者らの事業を紹介する。

展開している事業の紹介

▶札幌ピアサポートグループSAPIA

　札幌ピアサポートグループSAPIAは，月に1回「心の生きづらさを抱えている人」なら誰でも参加できる場である。2013(平成25)年より市民団体の活動としてオープンに開催している。毎回，平均して10名前後に足を運んでいただき，テーマはそのつど，参加者と決めている。病気の症状，人間関係，生活，仕事など様々な内容でトークが繰り広げられる。

▶北海道ピアサポート協会

　北海道ピアサポート協会は，精神疾患等により精神的に困難な状態にあり，生きづらさを抱えている人たちなどで構成されている。当事者の視点から精神保健福祉に携わり，「ピアサポートを用いて保健福祉施策の向上に関する事業を行い，生活上の困難や支障などによる生きづらさ

を抱えた人，障害当事者およびその家族・関係者などの健康と福祉の促進，および権利擁護の増進に資すること，また，様々な分野のピアサポートの普及発展を図ることを目的とする」(定款抜粋)とした。

　法人の理念に，ピアサポートを通して「すべての生きづらさ当事者がわくわくできる地域を創る！—私らしくいる未来へ」を掲げ，次の事業理念を掲げている。

「つながる」人と人とのつながりを大切にし，社会的に孤立しないこと。
「まなぶ」自分らしくいるために学ぶ，大切な人のために学ぶこと。
「たのしむ！」自分の人生を自分のために楽しむこと！

　また，以下の活動を実施している。
- ピアサポートの普及啓発
- こころのピアサポートフォーラムの開催
- 生きづらさ支援イベント・ワークショップの開催
- ピアサポート等研修の開催
- 講師派遣
- 障害福祉サービスの運営

など

▶多機能型事業所PEER＋design

　2015(平成27)年2月に北海道札幌市に障害福祉サービスの運営を開始した。PEER＋design(ピアデザイン)は，自立訓練(生活訓練)，就労継続支援B型の多機能型事業所である。ピアサポートとクラブハウスモデル[注]を軸とした福祉事業所らしくないオシャレな空間を目指した。オシャレな空間にこだわったのは，昔の作業所のイメージを払拭し，福祉サービスでも抵抗なく通えることに重きを置いた。2017(平成29)年7月からは，自立訓練(生活訓練)の訪問型サービスも実施している。

　PEER＋designで働くスタッフの多くは，精神疾患等の経験がある当

注　クラブハウスモデル…メンバーとスタッフがそれぞれの役割をもち，協働して事業所を運営するリハビリテーションモデル。

事者である。国家資格をもった専門職も在籍している。当事者スタッフ6名以外に，国家資格をもつ2名の専門職スタッフを雇用している〔2018（平成30）年8月現在〕。

当事者スタッフと専門職が協働するには
▶当事者スタッフと専門職が協働する意義

イギリスやアメリカなどでの精神障害のある人への支援モデルは，専門職のみならず，当事者が主体的に参画している。支援現場で当事者スタッフを活用するなど，様々な取組みがなされている。日本でも，今後の精神保健や障害福祉・医療サービスの現場で「協働モデル」を取り入れていく必要があると考える。外国の仕組みをすべてモデリングする必要はなく，日本の歴史的背景や文化に合わせ，日本独自の「カタチ」をつくる必要がある。そのひとつとして，筆者らの取組みを紹介したい。

筆者の勤務する事業所は，発足の時点から精神障害のある当事者のスタッフを中心に構成されている。法人の代表や管理職も精神疾患の当事者である。当事者スタッフと専門職が，サービスを協働運営している。この二者間では役割の違いはあるものの，業務内容は区別していない。

当事者スタッフの比率が高い中で，当事者スタッフの業務はそれぞれの強み（ストレングス）を活かせる配置を心がけている。事業所の運営は障害福祉サービスの法令遵守に則り，すべての仕事をこなす。加えて，当事者スタッフはプラスアルファで「経験の専門家」としての役割もある。利用者のリカバリーにおいて，必要に応じて自己を開示し，寄り添い，向き合う。

当事者スタッフは，病気や障害の経験や，差別や偏見からのリカバリー体験など，いままで生きてきた人生を，対象の利用者に活かすことができる。筆者が考える当事者スタッフの専門性は，同じような立場からピア（仲間）の視点で支援にかかわること，サービスを受けたことのある当事者の立場から「されて嬉しいこと，嫌なこと」を客観的にとらえ利用者のチーム支援に活かすこと，スタッフとして働く姿そのものが利

用者の希望につながること，などがある。これだけでも，チームの中に当事者視点の当事者スタッフが存在する価値があるといえるだろう。

　筆者が社会福祉士として高齢者施設に勤めていたころ，サービスを提供する側であったが，発病し，サービスを受ける側になって初めて「されて嫌な支援」に気づいた。

　いままで当たり前のように「利用者を病名から判断する」ことを行っていた。サービスを受ける側になって，「双極性障害の矢部さん」と見立てられることがつらかった。そのことに気づいてから，病名から利用者を見立てることをやめた。

　また，自分のことを自分の知らないところで「プライバシーに関する情報・共有してほしくない情報・必要以上の情報」が共有されていることが分かったときにも，同じようにつらい思いを経験した。自分がされて嫌な支援は極力しないように心がけている。当事者スタッフはそのようにサービスを利用した経験の視点が強みになる。

　新たに当事者スタッフを雇用する場合は，専門職の人が精神障害のある人たちを支援の対象にしているため，一緒に「働くこと」が感覚的に受け入れ難い人もいるかもしれない。一緒に働けるピア（仲間）として活躍の期待ができる人を雇用していく中で，「精神障害者」という大きなくくりで見立て，判断するのではなく，「その人自身」を見て，各々の事業所にどのような効果があるかを考え，判断してほしいと思う。

▶協働する雇用の視点

　筆者は当事者スタッフと専門職の間に賃金や立場による雇用格差が生まれてはいけないと考えている。筆者の勤務する事業所の雇用形態は2種類である。常勤職員と非常勤職員である。障害の有無に判断基準は設けていない。常勤職員について考えているところは以下のとおりである。

　①病気や障害があっても，セルフマネジメントや健康管理ができている

　②能力やリーダーシップに長けていれば，常勤職員かつ管理職もあ

りうる
③非常勤職員から勤務し，状況に応じ，常勤職員に登用することも可能

　雇用における配置は，当事者スタッフをほかの専門職より下に位置づけることは望ましくないと考えている。病気や障害の有無ではなく，価値において専門職と対等であることだ。前述したが，当事者スタッフの専門性は「経験の専門家」である。利用者にピアサポートを差し出すことで，リカバリー志向の支援において重要な位置づけにある。
　障害特性や体調に考慮し，適正配置を行うことは，今後の雇用継続や職場内ピアサポートのチーム支援にもつながっていく。また，障害福祉サービスにおける支援員の配置は，管理者，サービス管理責任者のほかにも，生活支援員や職業指導員，就労支援員など提供するサービスによって異なる。精神保健福祉士等の有資格者も生活支援員等の位置づけで配置されることになる。現状では，当事者スタッフも上記の役割に配置されていく。

▶環境づくり

　筆者らは，事業所を立ち上げていく過程で，クラブハウスの一方的な支援ではない相互支援に魅力を感じていた。そして，立ち上げ前後に日本に存在するクラブハウスを視察した。当事者のみで事業所を運営するのでもなく，専門職と一緒に働く「協働」の意識を強く感じ，事業所内における人間関係は，相互にサポートし合える「ピアサポート」の環境づくりをすることが望ましいと考えた。
　精神疾患がありながらも職業選択の自由として「支援する仕事」を選択でき，リカバリーしながら当たり前のように働ける社会であってほしいと思っている。
　多機能型事業所PEER＋designは，以下のことを活用し，病気や障害がありながらも働ける環境をつくっていった。
①ピアサポートとクラブハウスモデルの活用：スタッフもメンバーも協働し，相互に支援し合い，事業所の運営をすること。

②WRAPの活用：それぞれの個性がありながらもお互いを尊重し，理解し合える空間・環境づくり．
③体調管理：体調を崩すことをタブーとはせず，そのときに必要なサポートをお互いに考えること．

▶当事者視点の支援ニーズ

　筆者らは，専門職として支援をする前に，人として対等であり，ピア（仲間）であることを大切にし，スタートした．もちろん，サービス提供上は支援の担い手，受け手という関係性は生じる．あくまでも，かかわりや視点においてできる限りピアであることを心がけている．当事者スタッフは，人生において病気や障害の苦労や差別偏見なども含めて，精神的に困難な経験をしてきている人は多い．さらに，今まで受けてきたサービスや支援の中で，「客観的にサービスや支援を捉える」視点を持ち合わせている．

　また多角的な専門職チームの視点の中に，当事者スタッフの視点が加わることは，知識ではなく体験をもって利用者に寄り添うことができると考えている．当事者視点も含め，あらゆる角度からリカバリーに着目することが，大切である．

おわりに─ピアサポートの展望

　本人主体のリカバリーは，当事者間のピアサポートや，専門職だけの支援ではない．共生社会において誰もが地域の構成員としてピアであり，包括的かつ多角的にアプローチする地域のピアサポートが必要である．本人を取りまく，あらゆるピアが，リカバリーの過程において変化していくのである（図7-5）．

　また，精神疾患や障害がある当事者においては，「支援を受ける権利」と，「働く権利」がある．そして経験を活かして働く当事者スタッフが存在する．医療や福祉の場において，身近にリカバリーのロールモデルがいることは，サービス利用者の回復や自尊心の向上にも寄与していくと考える．今後，当事者スタッフが増えていく可能性がある中で，「専

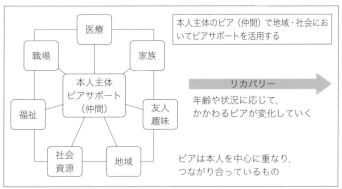

図7-5 本人を取りまくピアサポートの構図
(矢部2018)

門性の明確化」を追求していくことが求められる。

　病気や障害の経験や，支援を受けた経験を当事者自身が活かし働くこと，そして他の職種がチームとして必要性を認識していくことで，よりよい精神保健福祉サービスが広がっていくだろう。今後は，精神医療や福祉の中でも，障害のある当事者も同じ人として対等に働ける社会を目指していく必要がある。

(4) 地域における多様な障害ピアサポートの活用

スローガンは,「より良いピア活動のために!」
隠しテーマは,「世の中をよくする♪」
札幌市障がい者相談支援事業　ピアサポーター交流会

ピアサポーター交流会の風景

「こんちはー」「今日は寒いね」「お菓子食べる?」「携帯変えた?」……一人二人と会場に集まり始めテーブルを囲む。最初の人が来てからから15分くらいするとピアサポーターおよびそのサポート役のスタッフ(相談員)含め15,16人が集まってきた。ピアサポーターは各相談支援事業所から2～4人くらい,スタッフは同じく1～2人くらい。「くらい」なので特に決まりはない。都合がつかない場合は欠席する相談支援事業所もたまにある。そろそろ時間になった。

「今日の司会は誰だっけ?」
「えーと,先回は相談室○○の□□さんだったよね」
「今日は相談室△△じゃない?」

毎月第4水曜日,16時30分から開かれているピアサポーター交流会の始まりである。司会と記録(ホワイトボードへの板書)は持ち回り。参加している相談支援事業所のピアサポーターが担当するが,足りないときはその事業所のスタッフも加わる。集まっているのは,市内6カ所の委託相談支援事業所で活動する様々な障害のピアサポーターである。和やかで緊張感がないその場の雰囲気は,「○○障害」専門の支援を通常業務にしている現場から想像がつかないかもしれない。

本日のお題は「苦労している場面のアンケートづくり」ための話し合い。それまで続けていた「自分たちの苦労を語る」シリーズ(参加メンバーが順番に自分の苦労を語っていく)の延長線上の取組みである。交流会用レジメ(ピアサポーターの「いちこさん」がいつもつくってくれ,基幹相談支援

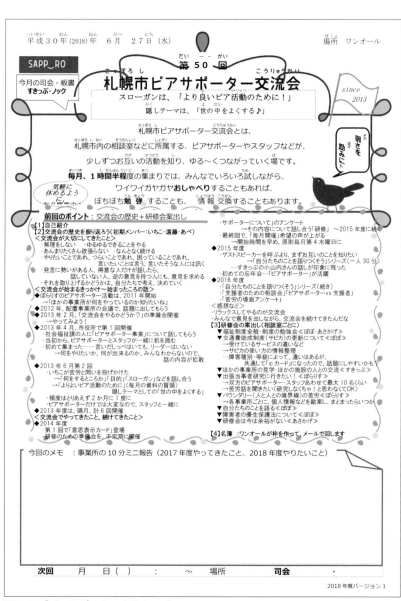

図7-6 「ピアサポーター交流会レジメ(兼記録)」

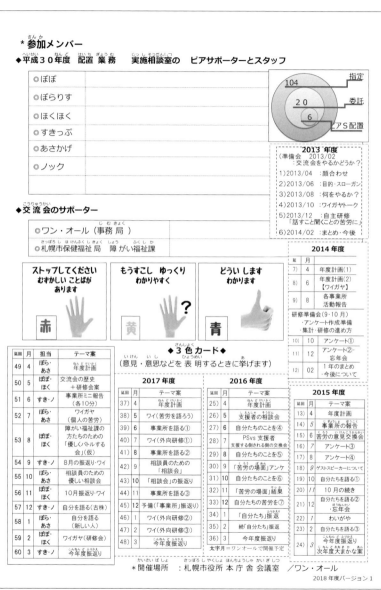

図7-6のつづき

センターが印刷)を手がかりに話が進んでいく。

「自分が当たり前と思っている苦労は、実は当たり前じゃないかも？同じ場面でも障害特性が異なると、どんな苦労をしているか？」をテーマに、ピアサポーター全員各々自分が苦労していることを話していく。参加しているスタッフも自分の苦労を話していく。

札幌市障がい者相談支援事業とピアサポーター制度

2006(平成18)年10月「札幌市障がい者相談支援事業実施要綱」が策定され、それまで別々の事業として運営されていた身体障害、児童・知的障害、精神障害の相談事業がひとつの相談支援事業としてまとめられた。しかし「一般的な相談支援事業」を共通の土台としつつも、その上部にA型(身体)、B型(児童・知的)、C型(精神)という障害種別ごとの相談は残されていた。

その後に設置された札幌市自立支援協議会での論議等を通じて、2009(平成21)年4月の要綱改正で障害種別ごとの相談支援事業は廃止され、ひとつに統合。同時に札幌市の相談支援事業に初めてピアサポーターが位置づけられた。

実施要綱では、ピアサポーターは「相談支援事業の機能強化」の中の「ピアサポーター配置業務」として規定され、指定法人は地域で生活する障害のある当事者をピアサポーターとして1名以上配置(要綱で定めた相談員以外の者)することとし、その業務は、①ほかの従事者との連携による個別の相談支援業務、②障害のある当事者のエンパワメントを目的とした当事者主体の勉強会や地域への啓発活動等、③そのほか札幌市長が認めた業務、とされている。実際に所属している相談支援事業所のスタッフと一緒に障害のある本人や家族に個別支援を行ったり、学生や関係者に自分の体験を話す機会をもったり、講演活動などを行っている。

要綱で定められたピアサポーターは、市内すべての事業所に配置されているわけではなく、2018(平成30)年7月現在、札幌市障がい者相談支

援事業により札幌市から委託された相談支援事業所20カ所（うち1カ所は基幹相談支援センター）のうち6カ所，二十数名が活動している。ピアサポーター配置事業所は，ピアサポーターと雇用契約（契約内容は任意）を結ぶこととされているが，その人数は事業所に任されている。

なお，札幌市から委託された相談支援事業所は障害の種別にかかわらず相談を受け付けることになっているが，その事業所を運営する法人等の背景から相談室○○のピアサポーターは△△障害のある人が多いというように，相談支援事業所によりピアサポーターの障害種別が一定の場合もある。

ピアサポーター交流会の経過

ピアサポーター配置事業が開始され3年ほど経った2012（平成24）年，ピアサポーターの中から「ほかの事業所のピアサポーターの活動を知りたい」という要望が上がってきた。これが今日まで続くピアサポーター交流会のきっかけである。

しかし，当時，ピアサポーター配置事業所（スタッフ）側には，ピアサポーター同士の交流は有意義だろうと想像しつつも，交流が続いていくのかどうかの予測はなかった。そもそも，各ピアサポーターはそれぞれの事業所と契約し自分の事業所の範囲で活動しており，ほかの事業所のスタッフやピアサポーターと顔を合わせることを前提としていなかった。何より違う障害の人たちの交流がうまくいくのかという見通しもなかった。だが，このようなモヤモヤは，間もなくまったくの杞憂に終わることになる。

2013（平成25）年2月，ピアサポーター交流会の準備会が開かれ，任意ではあるが初めて札幌市障がい者相談支援事業で位置づけられたピアサポーターが集まった。準備会では，今後も交流したいという声が多く，集まれる範囲で集まり，交流会をスタートさせることになった。こうして2013（平成25）年4月に第1回ピアサポーター交流会が開かれ，2014（平成26）年度までは2カ月に1回，2015（平成27）年度からは毎月1回，第4

水曜日（16：30〜18：00）に開かれている。2018（平成30）年10月で通算55回を数えている。

　交流会のスタートはすべてが手探りで，スムーズだったわけではない。例えば，場を和ませるためと発案された「お菓子と飲み物」の用意。確かにあったほうがよいが，自分たちで用意するのに時間がかかり，気づいたら1時間半の交流会のうち30分ほどがそれに使われていた。開始から1年して「そうだ，やめよう」で決着がついた。1年かけて小道具なしでも大丈夫になったともいえる。どこかしら設定されたような「会議」から自分たちのための「交流会」になっていくための時間が，最初の1年間だったのだろう。

　「交流したい」には違いないが，どこに向かうのかもはっきりしなかった。しかし，第1回，第2回の集まりを通じてしだいに思いが集約し，交流会のスローガン「より良いピア活動のために！」と隠しテーマ（声高には叫ばないけれど，みんなで）「世の中をよくする♪」が決まった。このスローガンと隠しテーマは，以後，毎回の交流会の底のほうに流れ続けている。

▶ ピアサポーター交流会とスタッフ（相談員）

　交流会の運営は，当初よりすべてピアサポーター自身の手による。スタッフは少し斜め後ろでなんとなくフォローする関係である。スタッフの仕事は事務的なことが多く，交流会の場所の確保，交流会の記録の保管と各事業所・ピアサポーターへの配布，開催の案内，アンケートの集約と整理，そのほかピアサポーターから依頼されてできることなどである。

　ピアサポーターの「いちこさん」によればスタッフの立ち位置は次のとおりで，「交流会という場での支援者（スタッフ）は，メンバーの一員，仲間であり，サポート役である」とのことだった。

- 何かを決めてはくれないし，先取りして用意しておいてくれるわけでもなく，基本見守ってくれている人たち。

- 困っていることを場に出せば，支援者ならではの具体的なアイデアや質問を出してくれる，頼もしい存在。
- 逆に，困っている人，苦労している人たちでもあるので，ピアサポーターとしてサポートしたいと思っている。

なお，ピアサポーター配置事業所は，ピアサポーター交流会より遅れて2014（平成26）年1月から定期的に集まるようになり，現在はおおむね3カ月に1回程度集まり，情報共有等を行っている。この会議には原則ピアサポーターは参加しておらず，スタッフのみの集まりとなっている。

ピアサポーター交流会での話し合い内容

交流会は，大まかに2つの場を設けている。ひとつは特にテーマを設けず話したいこと聞きたいことをフリーでワイワイガヤガヤする「ワイガヤ」での意見交流の場。もうひとつは，テーマを決めて勉強したり話し合う場である。これまで話し合われた主なテーマは次のとおりである。

- 「伝えることの苦労について」の体験談，アンケート作成
- 「ピアサポーターについて」アンケート作成と話し合い
    ①あなたにとってピアサポーターはどんな存在ですか，②ピアサポーターとしてあなたは何をしたいですか，③これまでやったことがなく，これからやってみたいことがあれば教えてください，④ピア（当事者）としての自分の経験や苦労，この障害でよかったぁということを好きなだけ書いてください，⑤ほかの障害について聞いてみたいこと，教えてほしいことを書いてください。
- 「自分たちのことを語り尽くそう」1回に2人ずつ自分のことを自由に話す
- 「支援者（スタッフ）の相談にのる」ピアサポーターが相談員の相談にのる
- 「苦労の場面アンケート」アンケートや交流会での意見交換を通し

てスタッフを含めて全員の苦労をカテゴリーに分けてみた
　①コミュニケーション系，②情報系，③こだわれ系（こだわり，とらわれ），④不安系，⑤オヤジ系，⑥あせり系，⑦めいわく系，になった。

2014（平成26）年12月には，初めて忘年会を行い，障害種別，ピアサポーター，スタッフの別なく盛り上り，メンバーの距離が縮まっていった。

ピアサポーター交流会の運営

交流会はすべてが手探り。リーダーがいてまとめてきたわけではなく，集まったメンバーであれこれ試しながらここまで来た。

その中で，様々な障害のあるピアサポーターが集まっているからこその工夫もされてきた。振り返れば，それは交流会のスローガンや隠しテーマのなせる業でもあるが，「違い」があるからこそ参加者がそれを埋めていく術を考えさせられた結果ともいえる。

3色（意思表示）カード

2014（平成26）年の第1回交流会で，知的障害のあるピアサポーターから話が難しくて分からないことがあるとのことで，「3色のカード」（青：OK，黄：ゆっくり，ちょっと待って，赤：ストップ）が提案され，以後，交流会のたびに毎回利用される。

情報の保障

交流会のこれまでの流れ，直前の記録，3色カードの使い方，今回の内容，今回の出席者等をコンパクトまとめたレジメをピアサポーターが毎回用意し，それを活用して会が進行している。そこには，忘れないように交流会のスローガンや目的が書かれている。メンバーには，漢字が苦手でルビが必要な人，反対にルビがあると読みづらい人，視覚障害があり字を拡大しないと読めない人もいるので，そのつどスタッフが加工して交流会で使用している。

先のピアサポーターのいちこさんは，交流会で大切にしてきたことを

次のように語っている。
- 無理をしない
- ゆるゆるできることをやる
- あんまりたくさんよくばらない
- なんとなく続ける
- やりたいことであれ，つらいことであれ，困っていることであれ，言いたいことは言う。言いたそうな人には聞く
- 発言に勢いがある人，得意な人だけが話したら，話をしていない人，逆の意見をもつ人にも，意見を求める
- それを取り上げるかどうかは，自分たちで考え，決めていく

ピアサポーターの「障害」

　ピアサポーターの障害種別，年齢等は様々である。2018（平成30）年度当初のピアサポーター23人の障害の内訳は，身体障害，視覚障害，知的障害，精神障害，発達障害などとなっている。

　筆者らの日々の相談支援の現場では，障害種別に特徴はありつつも生活のしづらさに明確な違いがあるわけではない。持ち込まれた相談も障害種別に解決に向かうわけではい。その人の人生を応援しようとするとき，重要なことは障害種別の違いよりも，その人そのものに向き合うことが重要であると実感してきた。

　しかし，その一方では，障害種別に区切られた世界もある。支援者側にある障害種別の教育体系や専門性，障害のある当事者の障害種別の集まりもある。「〇〇障害は分かるけど，△△障害は分からない」という障害福祉の現実も存在している。

　2013（平成25）年，交流会が始まる当初，ピアサポーター配置事業所側（スタッフ）には，このピアサポーターの「障害の違い」がどのように影響するのか，しないのか，予想できなかった。期待もあったが多少の不安もあった。日常の業務の中での現実が，このような複雑な心持ちにさせたように感じる。

しかし，このような中で始まることになったピアサポーター交流会は，さほど時間を要せず数回の集まりでスタッフ側のモヤモヤを見事に吹き飛ばした。多少の不安はまったくの杞憂に終わった。ピアサポーターたちが自然に立ち振る舞った互いへのかかわり方は，まさに「お見事」の一言だった。

　統合失調症のピアサポーターが少し自信なさげに話している中で，とにかく自分のことだけ懸命に話していたかと思えばお得意のジョークで場を和らげる知的障害のピアサポーターがいたり，整理が得意だったり言語化が得意な発達障害のピアサポーターがなんとか場をまとめたり，車いすのベテランピアサポーターがみんなを励ましたり。声が小さかろうが大きかろうが自分はこうしたいと各々が発言し，またその発言をみんなが受け止める。3色カードを一番初めに提案したのは知的障害のピアサポーターであるが，交流会が進むうちにたどたどしくても意思表示をはっきりする知的障害の彼らにカードはさほど必要なくなり，むしろ場にすぐに溶け込めない精神障害のピアサポーターにとって重宝したりする。

おわりに

　「違いは誰にでもある。足りなければ補い合えばいい。それだけだ」
　自分がピアサポーター交流会に参加してきて教わったことである。ピアサポーター交流会では，障害種別を意識することができない。必要ないからだろう。あるのは「違い」である。「○○障害」と聞いて「△△という特徴」を想起することが容易な日本の福祉の現状で，この交流会に立ち会うことによる学びは非常に大きい。
　障害を含めて様々な違いを認め合い，補い合うという，他人が他人になんらかのお手伝いをするときの基本的な営みがピアサポーター交流会にはある。交流会に参加しているピアサポーター（そしてスタッフ）は，自然な交流の中で日常業務に必要な対人支援の基本を繰り返し学び合っているともいえる。

自分たちで決めるこの交流会は，時に行きつ戻りつ，はたまた迷走もあるかもしれない。しかし，それはそれで大切なプロセスであろう。疲れたときには，年に1度ほど，宴会係のピアサポーターならぬ「ビア」サポーターの知的障害の彼氏が幹事になって飲み会が開かれるのでたぶん大丈夫である。

8 今後の展望と課題

(1) ピアサポートの活用が促進されるために

　ピアサポートの活用を促進していくためには，ピアサポートの価値の共有，ピアサポートの質の担保，ピアサポート配置における報酬上の評価等が重要な要素となろう（図8-1）。

ピアサポートの価値の共有

　人はその営みの中で，他者との様々なかかわりをもっている。しかし，障害のある人は往々にしてこの関係性を失い，孤独でひきこもりがちな生活を送ることがある。自分の人生を取り戻して自分らしく生活す

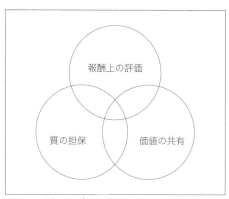

図8-1　ピアサポートの活用を安定して促進していくための3要素

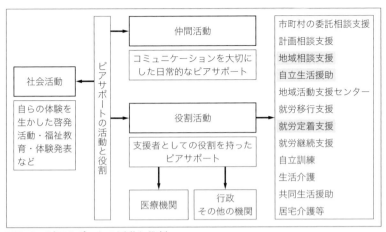

図8-2 ピアサポートの活動と役割

るためには,人との関係性,特に仲間とのかかわりはなくてはならない。そのため,ピアサポーターと出会うことは,自分の新しい価値を見つけていくプロセスの中でとても重要なこととなる。

　このことを基本として,ピアサポートの活動を考えると,「コミュニケーションを大切にした日常的な仲間・交流活動」「自らの体験を生かした社会的な活動(啓発活動や福祉教育での体験発表など)」「関係性を活かしてピアスタッフとして働くこと(支援者としての役割をもつ)」に整理できる。そして,この3つの活動には上下関係はなく,自分に合った活動を選択することを基本とする。「関係性を活かしてピアスタッフとして働くこと」も様々な機関で多様な役割を期待されている(図8-2)。

　ここでは,働くことイコール正職員ではなく,短時間雇用など多様な働き方もある。そのため,正職員やそれに準ずる労働時間をもって働く場合は,研修を受講しその後も研鑽して,後述するような報酬上の評価も必要となろう。一方で,例えば,地域移行支援で週に1回程度,長期入院者に会いに行くことを仕事とした場合,これも重要な役割ではあるが,中身の濃い研修を受講しなければならないとか報酬上もさらに評価する等は想定していない。むしろピアサポートの活用を妨げることがな

いようこのことも整理しておく必要がある。

　ピアサポートの活用を促進していくためには，本書でこれまでに述べてきたことやここで取り上げたピアサポートの価値について，共有しておくことが重要である。

ピアサポートの配置における報酬上の評価

　ピアサポートの活用を促進していくためには，報酬上の評価も重要な要素となる。つまり，今後，相談支援や障害福祉サービス事業等において，ピアサポートを報酬上，評価することで活用を促進するという考え方である。

　「障害者総合支援法施行3年後の見直しについて―社会保障審議会障害者部会報告書」〔2015（平成27）年12月14日〕では，「（精神障害者の）地域移行や地域生活の支援に有効なピアサポートを担う人材等の育成・活用を進めるとともに，地域生活を支援する観点等から医療と福祉との連携を強化する必要がある」という指摘がなされているが，2018（平成30）年度の障害福祉サービス等の報酬改定においては，明確な報酬上の評価にはいたっていない。しかし，厚生労働省社会・援護局障害保健福祉部長による「『障害者の日常生活及び社会生活を総合的に支援するための法律に基づく指定障害福祉サービス等及び基準該当障害福祉サービスに要する費用の額の算定に関する基準等の制定に伴う実施上の留意事項について』等の一部改正について」（平成30年3月30日障発第11号）において，地域移行支援サービス費（Ⅰ）の規定として，「対象施設と緊密な連携を図り，地域相談支援給付決定障害者の退院，退所等に向けた会議への参加や地域移行に向けた障害福祉サービスの説明，事業所の紹介，地域移行など同様の経験のある障害当事者（ピアサポーター等）による意欲喚起のための活動等を，いずれかの対象施設に対し，おおむね月1回以上行っていること」と明記された。ここでは，ピアサポーター「等」ではあるが，これが，障害福祉サービス等の報酬において，ピアサポートの評価が初めて加えられたものである。

さて，次期改定となる2021年度の障害福祉サービス等の報酬改定では，少なくとも地域相談支援（地域移行支援・地域定着支援）と，新サービスの自立生活援助，就労定着支援において，報酬上の評価を求めたい。実際に，ピアサポーターは，市町村の委託相談支援，計画相談支援，地域活動支援センター，障害福祉サービス事業の就労移行支援，就労継続支援，自立訓練，生活介護，共同生活援助，居宅介護等，様々な機関で活躍している。しかし，まずは，すでに実績のある地域相談支援と，ピアサポートの寄り添い型の支援としてその効果が期待できる自立生活援助と就労定着支援での報酬上の評価を求めるのが妥当と考える。

2018（平成30）年度の報酬改定では，計画相談支援において，質の高い支援と専門性を評価する加算が創設された。その中で，一定の研修の受講を条件とした行動障害支援体制加算，要医療児者支援体制加算，精神障害者支援体制加算を位置づけたのだが，このような考え方をピアサポートの評価に取り入れたい。つまり，一定の基準を満たした研修をピアサポーターとそのピアサポーターが所属する相談支援事業所の相談支援専門員もしくは障害福祉サービス事業所のサービス管理責任者とが合同で受講するものである。そして，その受講を条件として体制加算を創設したい。

次に，医療機関におけるピアサポートの評価を考えてみたい。戸惑いながらも初めて受診した医療機関の外来で，病棟で，デイケアで，あるいは自宅への訪問でピアサポーターが話を聞いてくれて安心できたという声は枚挙にいとまがない。しかし，国家資格でないピアサポーターを診療報酬等で評価することは，現状の仕組みの中では難しい。むしろ，現時点では，ピアサポートの価値と効果を前面に押し出して，医療機関の経営判断として雇用の促進を図りたい。かつて，精神保健福祉士も公認心理師も資格のない中でその役割を担ってきた歴史がある。医療機関の懐の深さに期待するものの，経験値を超えた，経営判断に耐えうるエビデンスを早急に蓄積しておく必要がある。

ピアサポートの質の担保

ピアサポートの質の担保についてだが，まずは個人の資質から，本書でいろいろ述べられてきているがあえてひとつ加えておきたい。ピアサポーターとして研修を受講する前，あるいは受講後，ピアサポーターとして働くときに整理しておいてほしいことがある。それは，バウンダリーを考える前にまずは自分自身の特徴を整理しておくことである。「あなたにとって，生きること，働くこととは？」「あなたにとって仕事をすることとは？」「あなたにとって障害をもちながら仕事をすることとは？」「あなたにとって障害当事者を支援対象として仕事をすることとは？」などである。

このことについて，自分の特徴のプラス面とマイナス面を，初めに自分自身で，次に支援者と話し合って整理しておいてほしい。これをせずにピアサポーターとして働くと，問題が起きたときに，「自分のもともとの課題なのか」「仕事をしていることでの課題なのか」「自分が障害をもったことによる課題なのか」「仕事の対象者が障害当事者であることによって起こった課題なのか」などが，まったく整理がつかなくなることがある。そして，結局，バウンダリーの問題になってしまうことがあるので，注意しておきたい。

次に制度上で質の担保を考える。「障害者の日常生活及び社会生活を総合的に支援するための法律」（平成17年法律第123号）第77条および第78条に基づき，市町村および都道府県が実施する地域生活支援事業については，国が「地域生活支援事業実施要綱」（平成18年8月1日障発第0801002号厚生労働省社会・援護局障害保健福祉部長通知「地域生活支援事業等の実施について」）を定めている。都道府県地域生活支援事業では，「サービス・相談支援者，指導者育成事業」として，障害福祉サービスまたは相談支援が円滑に実施されるよう，サービス等を提供する者またはこれらの者に対し必要な指導を行う者を育成することにより，サービス等の質の向上を図ることを目的とした，相談支援従事者研修事業やサービス管理責任者研修事業をここに位置づけている。また，前述した精神障害者支援

体制加算の対象研修も，精神障害関係従事者養成研修事業として位置づけている。つまり，ピアサポーターの研修も都道府県地域生活支援事業と位置づけることが重要と考える。

相談支援専門員の研修について，相談支援従事者初任者研修，現任者研修，専門研修が実施されているが，今後より質の担保を図るための新カリキュラムに変更される予定だ。また，サービス管理責任者研修も基礎研修，実践研修，更新研修，分野別専門研修に組み替えられる予定となっている。いずれにしても，OJT (On-the-Job Training) やスーパービジョン等，実践現場と連動して質の高い人材育成を目指している。

ピアサポーターの研修はこれから位置づけていくわけではあるが，先行している相談支援専門員，サービス管理責任者の人材育成のあり方を参考に，ピアサポート人材育成ビジョンを作成しておく必要があろう。

さて，最後にピアサポート従事者の専門職団体として質を担保することについて考えておきたい。報酬改定での評価，都道府県地域生活支援事業でのピアサポート研修が位置づくと，またたく間にピアサポート従事者が養成されていくことになる。ピアサポートの価値を継承して，質の担保を図り，新たな課題に対処，必要な政策とコミットするためには，職それを取りまとめる団体が必要となろう。その際は，理念をしっかり掲げて，目指すべき社会をしっかり引き寄せる現実的な団体となることを期待したい。

(2) 多様性を許容する社会とピアサポートの今後

ピアサポート活動状況

　日本の障害者制度は，長年障害ごとに縦割りで実施されてきた。ピアサポートに関しても，従来は障害領域でそれぞれに育成，活用がなされてきた。しかし，多様な病気や障害によって生活上の困難を抱えている人たちが福祉サービスを利用する状況下において，ピアサポートもまた，共通する部分に関して，横断的な研修が必要とされている。特に，障害領域において有償で活動する，あるいは有償で活動することを希望しているピアサポーターを対象とする研修については，ピアサポーターとしての専門性をさらに高めることが期待される。

　徐々にではあるが，昨今，ピアサポーターを支援者として受け入れている，あるいは受け入れたいと希望する福祉サービス事業所が増加している。平成27年度障害者支援状況等調査研究事報告書「障害福祉サービス事業所等におけるピアサポート活動状況調査」[1]における事業所調査結果によると，ピアサポート活動従事者を「現在雇用しており，今後は増員していく」が14.2％，「現在雇用していないが，今後雇用予定である」が16.4％，「現在雇用しており，今後も人数を維持する」が32.4％という結果が出ている。また，同調査結果で，回答者（事業所）の87.2％がピアサポート活動スキル向上のための研修等のスキルアップが必要であると回答している。つまり，雇用の拡大が期待できるとともに，実際に雇用している事業者は，ピアサポーターが研修を受講することにより支援対象である利用者に効果があると考えているのである。

研修プログラムの構築

　この間，厚生労働科学研究費補助金による「障害者ピアサポートの専門性を高めるための研修に関する研究」[2]において，多様な障害領域の障害のある当事者，実践者，研究者で研修プログラムを構築するための

検討を行ってきた。その経過において，障害ごとの違いももちろんあるが，共通している点も多く発見した。最も大きかったのは，病気や障害によりなんらかの生活しづらさを経験してきたこと，その共通の経験を強みとしていま困っている人たちに希望をもってもらえるよう支援するというピアサポートの有効性を全員で確認できたことだと考える。また，研修テキストの中に社会モデルの考え方を示し，障害のある人を含め，多様な人がいる社会が当たり前の社会であり，人の多様性を認め，尊重することが求められていることをメッセージとして織り込んだ。

また，精神障害領域の専門研修および職員を対象とした研修プログラムを検討する中では，障害領域には，多様なピアサポートが存在するが，精神障害領域のピアサポートもまた多様であることを確認した。精神科病院に長期入院している人たちの退院を支援するピアサポーターや，地域で生活する障害のある人から相談を受けるピアカウンセリングの担い手として，あるいは通所サービスやグループホームにおけるピアスタッフとしての雇用も広がりつつある。先行研究では，ピアサポーターが自らの経験を活かして働き，専門職等と協働することは，障害福祉サービスの質の向上に結びつくと考えられており，福祉サービス事業所で働く職員にとっても，ピアサポーターと働くことが学びとなることが示されている[3)4)]。

しかし，専門職で構成された組織におけるピアサポートの位置づけや雇用体制，人材育成等に具体的な課題が生じている。活動が注目されている反面，雇用されているピアスタッフの待遇，質の担保や労働環境の整備については，各事業所に任されているというのが現状なのである。

▶職員研修プログラムの必要性

その中で，ピアサポーターが安価な労働力として酷使されたり，職場の中で孤立したり，逆に専門職に取り込まれることによって，本来の機能を果たすことができない状況に陥る可能性もある。ピアサポートの有効活用のためには，そうした状況を避け，お互いの専門性を尊重し合う

風土を育むことが求められている。

　日本メンタルヘルスピアサポート専門員研修機構の主催する「精神障がい者ピアサポート専門員養成研修」の2013〜2016（平成25〜28）年度の受講者237名を対象（回答者131名，うちピアの専門性を活かした就労経験のある者93名が分析対象）として，厚労科研の研究班が2016（平成28）年度に実施した調査結果では，勤務先の職員や職場に望むことに関して，病気や障害についての理解や，人としての理解・尊重を望む声が多く示された。また，7割の人が「ほかの職員にも研修を受けてもらいたい」と希望しており，職員同士の協働やチーム支援といった職場環境全体における課題や学びの必要性を強く感じていることが確認されている。ピアサポートの専門性がより発揮されていく環境が担保されていくために，ピアサポーターに対する研修とともに，共に働く職員に向けた研修を検討していくことが重要なのである。

　障害者の権利に関する条約が国連で採択されるずっと以前から，特にソーシャルワーク教育の中で，社会モデルは大きく取り上げられてきた。福祉サービス事業所に勤務する専門職の多くは福祉職である。障害のある当事者がその経験を活かして支援者となることは，理念的には理解を示すことは可能だろう。しかし，具体的にどうすればいいのかという点では，そのノウハウをもっている人は少ない。行政の中でも少しずつではあるが，「ピアサポート」が認知されつつあるいま，ピアサポートをより具体的に理解し，サービスの質の向上という点で活かしていけるようなスキルを専門職にもぜひ，身につけてもらいたい。

　共に働くことで，ピアサポーター，専門職共に自己省察を高め，お互いの専門性を尊重し，活かす実践が積み上がっていくのではないだろうか。そのよい循環を導くためにピアサポーターを養成する研修のみならず，職員を対象とした研修プログラムの普及もまた，大きな課題だといえる。

■引用文献

1) みずほ情報総研:障害福祉サービス事業所等におけるピアサポート活動状況調査. 平成27年度障害者支援状況等調査研究事業報告書, 2016, 厚生労働省.
2) 岩崎香(研究代表):障害者ピアサポートの専門性を高めるための研修に関する研究. 2016, 平成28年度厚生労働科学研究費補助金 障害者政策総合研究事業.
3) 栄セツコ:リカバリーを促進するピアサポートの人材育成. 精神障害リハビリテーション 2016:20(2), 128-132.
4) 坂本智代枝:精神障害者のピアサポートにおける実践課題―当事者とパートナーシップを構築するために. 大正大学研究紀要(人間学部・文学部)2008:93, 172-190.

おわりに

ピアスタッフという職業

　本書は特定の障害領域のピアサポートではなく，幅広く身体障害，精神障害，知的障害，難病，高次脳機能障害等の各領域のピアサポート活動についてまとめたものである。それぞれの領域の歴史を概観し，歩みの違いはあれども共通する活動理念などに注目し，ピアサポート活動のあり方の近未来に向けたひとつの方向性を得ようとする取組みを概説した。とりわけ，ピアサポート活動を同じ障害のある人および病者に対して個々人のリカバリー支援と個別生活支援を業務とするピア（サポート）スタッフという職業化に焦点を当てたところにいままでにない特徴がある。

リカバリー体験の始まり

　いままでの障害それぞれのピアサポート活動から共通して言えるのは，障害・疾病ゆえに傷つき，落ち込み，自信を失い，途方に暮れ，境遇に涙し，悔しさを抱えながら，前向きに生きられなくなった人たちがいることである。また，障害や疾病によって蔑視され，不利益を受け，特別扱いを受けることに不快・不満を感じ，生きるつらさを続けている人たちがいる。

　それらの人たちが同じような障害・疾病体験のピアと出会い，「私だけではない」と共感し，語り合い，共に過ごせる空間と時間を共有すると，気持ちが楽になり癒され，ほんの少しの安心を得て勇気をもらい，「私も何かやれるかもしれない，やってみたい」という気持ちを静かに思い起こさせる。そして「動いてみよう，取り組んでみるか」といった

前向きになれる気持ちを得る。

　何かが少しだけれども湧き上がる思いを感じ，何かの変化の予兆を感じ取り，これから自分にも何かが起こるかもしれない，楽になれて，安心して生きることができるかも，と期待し，未来に何かがありそうだとの希望をもち始める体験をする。これがまさにリカバリー体験の始まりだと当事者は言う。ピアサポートの原点がここにある。

　この体験から自分の生き方，暮らし方，生活のあり方を築き始めた障害・疾病をもつリカバリー体験者——この人たちが同じような障害のある人や同じような病者に新たな生き方を支援する。支援しながら自らもよりリカバリーしながらピアサポート活動を行う。ピアサポート活動の相互支援の価値ある結果も体験していく。ピアサポート活動を行いつつ支援することによって，相手とともにエンパワメントし，双方にリカバリーが促進されることになる。このピアサポート活動，支援された人も支援する人も同時にリカバリー体験を共有する支援活動，これはいかなる専門職が，いくら努力してもまったくできない。ここにピアサポート活動による支援の専門性があることに注目したい。

　説明は難しいが，当事者同士ゆえの親和性，共感性，連帯性，共鳴が独自性をもってリカバリーを感じ，気づき，リカバリーの道を歩み始めることとなるのである。出会い，語り合いから始まり，具体的な生活支援を行う中で，日常生活場面でのかかわりの過程でリカバリー体験が始まることもある。出会いや機会は意図的につくられなければならず，これらのことから支援を行うまったく新しい職業があるべきと考えている。

連携のカギとなるピアサポート

　私たちは新しいピアサポートという職業を，障害福祉サービスと医療の場で専門職と協働連携する新職業として，制度にも位置づけられないかと模索している。具体的には，福祉サービスの地域移行や地域定着，自立生活援助などにおいて支援員業務を担うことなどで，実際すでに活動している人たちもいる。

ピアサポート活動の主体は，リカバリー体験をした障害のある人自身である。ゆえに最低条件として求められるのは，自らのリカバリー体験を自覚していることである。支援する障害のある人に対等な立場で具体的生活支援をしながら語りを通して共感を生み，生活のしづらさを少しでも生活しやすくする支援の総体を担う。そのことでピアサポートが新職業として可能になるのである。その意味で福祉サービス事業や医療現場において雇用される社会的条件が整うことを目標とする。

　特に中途障害の人に共通する打ちひしがられ体験，この体験時期にピアサポートが出会い，寄り添い，気持ちの発露を受け止め続けることからかかわれることが有効と考えている。専門職の身体・精神病理への専門的・専心的かかわりと同時進行でピアサポートがかかわれれば意義があるので，現実化に向う具体的取組みに期待している。

　障害や疾病の固定期または安定期に施設（医療施設も含む）や家庭で過ごしている人たち，社会とのかかわりが限定され障害・疾病当事者として生活していて，ややもするとひきこもりがちになる人たちへのかかわりは，大変難しい。すでに一部の医療施設などで始められている長期入院となった人への退院意欲喚起支援などは，諦めている本人の心を動かすことになる。そうしたかかわりにピアサポート活動が力を発揮しているのである。

関係性の変化に期待

　変化の始まりはリカバリー体験の助走とも重なる。長期化した入院・入所の施設生活で，希望を押し込めて退行と依存傾向を自覚しながらも，自己嫌悪に陥ることや，希望から遠ざかる自分のみじめさを抑圧して刹那的生き方をしている障害・疾病当事者に，声をかけられるのもピアサポート活動の重要な役割であろう。

　現実の福祉サービスや医療サービスによる専門職業者の支援は，当然ともいえるが，援助する人とされる人，治療看護する人とされる人，保護する人とされる人，鍵を持つ人と持たない人，拘束する人とされる人，行動を制限する人とされる人，そして広く世話する人とされる人，

という関係性になっている。このような関係性には上下関係が存在し，権利侵害とさえなっていることもある。これらの支援を受けている人の多くは，自律感がなく，我慢と依存，退行がみられ，夢や希望をもつことも困難となり，自分らしく生きようとする内発的動機も生まれにくく，投げやりな気持ちを続けている。

この関係性──営々と続けてきた医学（個人）モデルを基本としたパターナリズムな支援関係に，ピアサポート活動は対等で本人中心，時に権利擁護を伴うかかわりを行って意義ある立場をつくってきた。

アメリカなどのピアサポート活動の歴史には，専門職にこの大事なかかわりを気づかせ，専門職もピアも同じリカバリー哲学を基本とする大きな変化が起こってきたのである。わが国の実態はいまだリカバリー中心にはなっていないことから，ピアサポート活動の有益性をもってこの関係性の変化にも期待したい。

研修の必要性

ピアサポート（専門員）の職業化の条件と雇用について考えると，①障害・疾病当事者であること，②リカバリー体験があること，③社会人としての最低限の生活技術と知識があること，④職業人（労働者）としての基礎知識があること，⑤働く職場の社会的役割と法制度の基礎知識があること，⑥人権および権利擁護，および倫理規範等を理解していること，などである。これらを満たすには，リカバリーを実体験として自己覚知し，いくつかの知識の習得が必要となる。そのために研修は絶対条件である。

ヘルパー資格を得てピアヘルパーとして職業化を図った大阪府の実践は先駆的活動であった。国家資格を得て就職する障害のある当事者や，障害福祉サービス事業所で支援員となる，または身体障害のある人たちに多くみられる相談支援専門員となる障害のある当事者は決して少なくない。

しかし，現状は既存の職業を身につけることによって，就労を図り，経済的基盤を獲得してきたピアサポートも多い。雇い主も法定の障害者

雇用枠を満たすために，障害のある人であればピアスタッフとして雇用しようと募集している実態もある。

地域移行や権利擁護などの業務を担う者として精神科病院などに雇われることもあるが，雇用労働条件や業務内容，役割などはかなりばらつきがある。都道府県事業の補助金による雇用もあり，事業終了後は離職している実態もみられる。例えば精神科病院などでは，病棟には自由に出入りし，入院者と頻回に繰り返し対話しながら，信頼関係を結び，リカバリー支援を行い，退院促進の意欲喚起や，能動的な治療意欲喚起，疾病との向き合い方や薬物の本人利益に向かう利用の仕方などなど，ピアサポートの本来業務として，ピアゆえのやるべき支援はたくさん存在している。しかし，ピアスタッフが病棟に自由に出入りすることなど許されていないことのほうが多い。こうした状況がピアサポート活動の実態である。

ピアサポートの養成を行うことはこれらの実態からしても重要である。加えて雇用主と専門職業者が，リカバリーを含む意義あるピアサポート活動の有効性を知り，必要性を認めることが喫緊の課題である。

エポックを画すピア

おわりに，多くの関係者にリカバリー志向のピアサポート活動に注目してもらい，研修を経てピアサポート専門員（仮称）の任用資格化制度をつくり，ピアスタッフとして働くことができる現場の条件整備ができること，──これは障害福祉医療保健領域におけるひとつのエポックとなると信じている。

2018（平成30）年12月

特定非営利活動法人十勝障がい者支援センター代表　門屋　充郎

編者紹介

岩崎　香（いわさき　かおり）
　早稲田大学人間科学学術院教授。精神保健福祉士，相談支援専門員，社会福祉士。所沢武蔵野クリニック，一般社団法人精神医学研究所附属東京武蔵野病院，順天堂大学スポーツ健康科学部を経て現職。日本精神障害者リハビリテーション学会理事，一般社団法人日本精神保健福祉学会理事。主著に，「人権を擁護するソーシャルワーカーの役割と機能」単著，「よくわかる成年後見制度活用ブック」共著（ともに中央法規出版）など。

執筆者一覧

秋山浩子（あきやまひろこ）
自立生活センター日野
…7-(3)-❶

岩上洋一（いわがみよういち）
特定非営利活動法人じりつ
…8-(1)

岩崎香（いわさきかおり）
早稲田大学人間科学学術院
健康福祉科学科
…はじめに、4-(1)、8-(2)

打浪文子（うちなみあやこ）
淑徳大学短期大学部こども学科
…3-(2)

内布智之（うちぬのともゆき）
一般社団法人
日本メンタルヘルスピアサポート
専門員研修機構
…3-(3)-❷

大久保薫（おおくぼかおる）
社会福祉法人あむ
…7-(4)

岡部正文（おかべまさふみ）
一般社団法人ソラティオ
…7-(1)-❷

門屋充郎（かどやみつお）
特定非営利活動法人
十勝障がい者支援センター
…おわりに

彼谷哲志（かやさとし）
特定非営利活動法人あすなろ
…5-(1)

金在根
早稲田大学人間科学学術院
健康福祉科学科
…3-(1)

小阪和誠
一般社団法人
日本メンタルヘルスピアサポート
専門員研修機構
…3-(3)-❷

栄セツコ
桃山学院大学社会学部社会福祉学科
…6

坂本智代枝
大正大学人間学部社会福祉学科
…3-(3)-❶

四ノ宮美惠子
前 国立障害者
リハビリテーションセンター
自立支援局
…3-(5)

田中洋平
社会福祉法人豊芯会
地域生活支援センターこかげ
…7-(1)-❶

種田綾乃
神奈川県立保健福祉大学
保健福祉学部社会福祉学科
…1

東海林崇
ＰｗＣコンサルティング合同会社
…5-(2)

中田健士
株式会社ＭＡＲＳ
…4-(2)

中山優紀
公益社団法人いちょうの樹
メンタルホスピタル鹿児島
リハビリテーション科
…7-(2)-❶

芳賀大輔
特定非営利活動法人
日本学び協会就労移行支援事業所
ワンモア豊中
…7-(1)-❸

福永康孝
公益社団法人いちょうの樹
メンタルホスピタル鹿児島
地域連携相談科
…7-(2)-❶

宮本有紀
東京大学大学院
医学系研究科健康科学・看護学専攻
精神看護学分野
…2

森幸子
一般社団法人日本難病・疾病団体協議会
…3-(4)、7-(2)-❷

矢部滋也
一般社団法人
北海道ピアサポート協会
…7-(3)-❷

割田大悟
ひきこもり当事者グループ
「ひき桜」in 横浜
…3-(6)

障害ピアサポート
多様な障害領域の歴史と今後の展望

2019年1月1日　発行

編　著：岩崎　香

発行者：荘村明彦

発行所：中央法規出版株式会社
　　　　〒110-0016　東京都台東区台東3-29-1　中央法規ビル
　　　　営　　業：TEL 03-3834-5817／FAX 03-3817-8037
　　　　書店窓口：TEL 03-3834-5815／FAX 03-3817-8035
　　　　編　　集：TEL 03-3834-5812／FAX 03-3817-8032
　　　　https://www.chuohoki.co.jp/

ブックデザイン：mg-okada

印刷・製本：永和印刷株式会社

定価はカバーに表示してあります。
ISBN978-4-8058-5817-2

本書のコピー，スキャン，デジタル化等の無断複製は，著作権法上での例外を除き禁じられています。また，本書を代行業者等の第三者に依頼してコピー，スキャン，デジタル化することは，たとえ個人や家庭内での利用であっても著作権法違反です。

落丁本・乱丁本はお取り替えいたします。